AF474371

DES EAUX MINÉRALES

DE

CONTREXÉVILLE

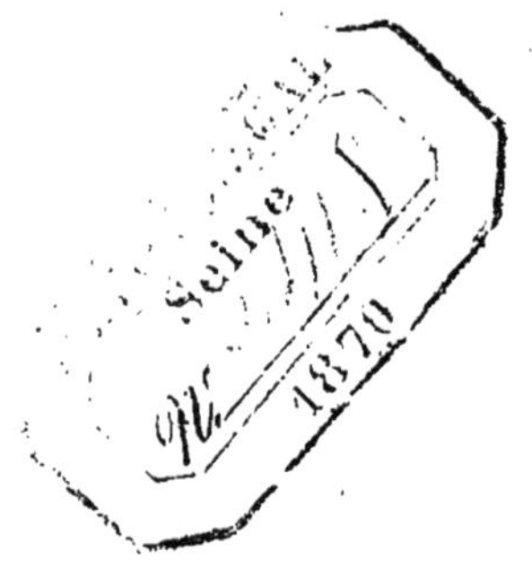

PARIS. — TYPOGRAPHIE A. HENNUYER, RUE DU BOULEVARD, 7.

DES EAUX MINÉRALES

DE

CONTREXÉVILLE

ET DE LEUR EMPLOI

DANS LE TRAITEMENT DE LA GRAVELLE, DE LA GOUTTE

DU CATARRHE VÉSICAL, ETC.

PAR

LE Dr A. E. DEBOUT

MÉDECIN INSPECTEUR DES EAUX DE CONTREXÉVILLE
MEMBRE DE LA SOCIÉTÉ
D'HYDROLOGIE MÉDICALE DE PARIS, ETC.

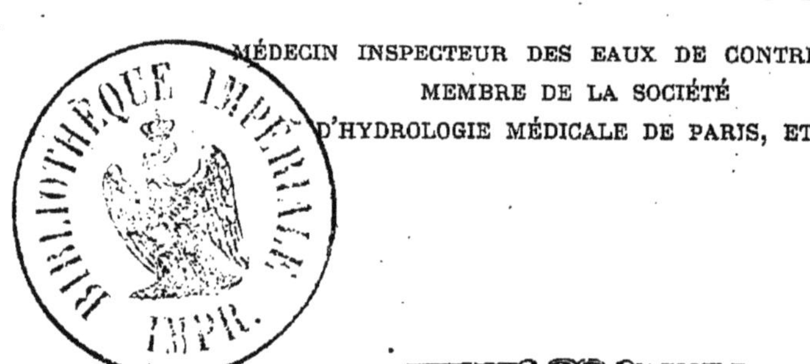

PARIS
ADRIEN DELAHAYE, LIBRAIRE-ÉDITEUR
PLACE DE L'ÉCOLE-DE-MÉDECINE

1870

INTRODUCTION

La médication hydro-minérale jouit aujourd'hui d'une vogue toujours croissante. Les causes d'un succès si mérité sont faciles à produire; ce sont en effet des maladies chroniques que l'on rencontre le plus souvent dans les stations thermales, alors que la médication pharmaceutique a été impuissante à les guérir ou ne l'a fait qu'imparfaitement.

Pour comprendre les avantages du traitement hydro-minéral, il importe de rappeler que nos tissus sont des composés complexes dans lesquels entrent des principes minéraux et des principes organiques.

Les principes minéraux, les seuls qui nous importent ici, tout en ayant une cause bien définie, sont loin de présenter toujours la même disposition moléculaire. Quoi de plus connu, par exemple, que la différence qui existe entre le fer trempé et le fer non trempé? que les diverses propriétés de l'oxygène, suivant qu'il est ou n'est pas à l'état naissant? Il en est de même des autres principes minéraux, qui s'assimilent plus ou moins facilement, suivant leur disposition moléculaire. L'importance de cette disposition est donc incontestable lorsqu'il s'agit d'introduire ces principes dans l'organisme, puisqu'elle tient sous sa dépendance la faculté d'assimilation.

Le fer, par exemple, sera fixé plus ou moins facilement dans l'économie, suivant son origine. Il n'est pas douteux qu'un verre de sang ou d'eau minérale apportera dans nos tissus plus de fer qu'une dose cent fois plus forte d'une préparation pharmaceutique quelconque. Lorsqu'on administre une certaine quantité de fer réduit par l'hydrogène, on la retrouve presque intégralement dans les garde-robes; il faut donc reconnaître que les sucs digestifs n'ont pu rendre assimilable qu'une très-faible partie de ce métal. La même remarque peut être faite à propos des matières minérales absorbées avec les matières végétales, qui en facilitent l'assimilation. Ainsi le jus de citron est un excellent moyen d'administrer la potasse (sous la forme de malate de potasse), qui joue un rôle peut-être aussi important dans la constitution du globule sanguin. Certaines farines de haricots, de lentilles ne sont qu'une manière d'administrer des phosphates facilement assimilables.

Cette constatation d'une assimilation plus facile par les êtres vivants des principes minéraux qui ont déjà passé par la vie est appréciée des cultivateurs, qui connaissent bien la supériorité des engrais naturels sur les engrais artificiels théoriquement préparés. Cette pensée peut se résumer en disant : *Tout ce qui a passé par la vie rentre plus facilement dans la vie.*

Or la plupart des principes minéraux que contiennent les eaux ont appartenu, à une époque plus ou moins reculée, au règne végétal et ont été élaborés, dans des conditions spéciales, dans les laboratoires de la nature, ce qui explique comment ces eaux peuvent contenir des combinaisons absolument insolubles lorsqu'elles sont préparées par la main de l'homme. Le sulfate de chaux, par exemple, que renferment les eaux de Contrexéville, y est tenu en dissolution soit en raison de son état moléculaire, soit en raison d'une action catalytique des autres corps.

Les eaux minérales introduisent donc dans l'économie les principes minéraux nécessaires à tout être vivant, elles les y introduisent en petite quantité, mais cette petite quantité est absorbée et utilisée par l'organisme ; en un mot, leur action peut en quelque sorte être comparée à celle des engrais naturels.

Tout ce que nous venons de dire explique les résultats obtenus par l'eau d'une source aussi peu minéralisée que l'est celle du Pavillon, car si les principes minéraux qu'elle contient n'y sont pas en grande abondance, du moins y sont-ils nombreux, et l'on y rencontre tous les principaux éléments reconstituants de l'économie, comme nous allons maintenant l'étudier.

TABLE DES MATIÈRES

DES EAUX MINÉRALES

DE

CONTREXÉVILLE

CHAPITRE I

DES EAUX DE CONTREXÉVILLE ET DE LEUR ACTION PHYSIOLOGIQUE

Sans vouloir ici retracer l'histoire de Contrexéville, qui a déjà été décrite dans de nombreuses brochures, nous ne pouvons nous dispenser de dire quelques mots de l'origine de cette station, que plusieurs de nos confrères croient dater de quelques années seulement, alors que c'est au delà d'un siècle qu'il faut aller chercher la première mention qui en ait été faite dans les annales de la science. C'est au docteur Bagard, médecin du roi Stanislas, à Nancy, que revient l'honneur de la découverte des propriétés de notre source, et cela en 1759. Après lui, le docteur Thouvenel, qui y installa un premier établissement, et M. Mamelet, qui, pendant une pratique de quarante années consécutives, observa et relata les effets de la source du Pavillon, sont entre tous nos prédécesseurs ceux qui ont le plus de droit à notre reconnaissance.

En dehors du corps médical, nous devons citer l'abbé de Bouville, qui, après avoir été trois fois opéré de la pierre et avoir trouvé dans cette source salutaire un soulagement à ses maux, contribua de ses deniers au captage et à l'aménagement de la source du Pavillon, qui eut à cette époque une vogue qui ne s'éteignit qu'avec les premières tourmentes révolutionnaires. Chaque grand seigneur, qui s'y rendait alors et qui était dans l'intention d'y revenir, s'y faisait construire et meubler une petite maison. Les Bauffremont, les Ligneville, les princes de Poix y avaient leur habitation, et il existe encore, outre le château des Anglais, habité maintenant exclusivement par des gens du pays, le pavillon que le comte d'Artois s'y fit bâtir avant la Révolution et qui fait partie de l'établissement.

Mais nous n'avons pas la prétention de faire l'histoire de Contrexéville ni des graveleux; car celle-ci nous ferait remonter à l'empereur Auguste, qui, il y a dix-neuf cents ans, faisait le premier, comme nous l'apprend Suétone, usage de l'hydrothérapie aux eaux d'Albula. Nous ne voulons entretenir nos lecteurs que du Contrexéville actuel et des ressources qu'ils en peuvent tirer tant pour eux que pour leurs malades.

Contrexéville est un village des Vosges, desservi actuellement par la station de Neufchâteau. Nous espérons voir prochainement s'établir une station plus proche sur la ligne déjà tracée de Neufchâteau à Epinal. Ainsi : *Chemin de fer de l'Est, ligne de Mulhouse, station de Neufchâteau*, telles sont les indications à donner aux personnes qui désirent se rendre de Paris à Contrexéville.

Sources.

Les sources de Contrexéville sont relativement assez nombreuses. Deux d'entre elles, quoique soigneusement captées, ne sont pas utilisées et n'auraient lieu de l'être que si les autres, et surtout la source principale, venaient à devenir insuffisantes, ce qui, vu son abondance, n'aura pas lieu de longtemps. Un décret impérial, en date de 1860, a déclaré d'intérêt public les sources du Pavillon, du Prince et du Quai. C'est de celles-ci et de la première surtout que nous allons nous occuper.

SOURCE DU PAVILLON.

La *source du Pavillon* est la source principale de Contrexéville. C'est à elle qu'il faut rapporter toutes les observations citées par nos prédécesseurs et par nous à la fin de cet ouvrage. Si dans quelques cas les malades font usage des autres sources, ce n'est le plus souvent que d'une façon accessoire.

En 1759, ce n'était qu'un trou assez grand, de forme irrégulière, dont un jardin marécageux rendait les abords difficiles. Protégée uniquement par une sorte de boîte en planches destinée à soutenir les terres, les eaux pluviales ou celles des sources voisines venaient se mêler à la source. Ce ne fut qu'en 1774 que le docteur Thouvenel, envoyé par l'inspecteur des eaux minérales, put y porter remède en faisant fouiller jusqu'à 40 pieds de profondeur et en isolant la source au moyen d'un puits en maçonnerie. Ainsi isolée, cette source produisait un volume d'eau égal à 78 litres par minute. Mais ce volume, constant par les plus fortes chaleurs, semblait augmenter après des pluies abondantes, au moins dans ces dernières années. Aussi, jugeant avec raison que le puits, si vieux, permettait des infiltrations soit d'autres sources d'eau naturelle situées dans le voisinage, soit de la petite rivière qui coule non loin de là, dut-on entreprendre en 1859 un nouveau captage, qui fut dirigé par M. l'ingénieur des mines Jutier et qui a garanti les sources de toutes causes de perte ou d'affaiblissement. Ainsi aménagée, la source du Pavillon donne 144000 litres d'eau par vingt-quatre heures.

Cette eau est limpide; exposée à l'air, elle se couvre d'une pellicule irisée qui se dissout par l'agitation. Elle a une saveur fraîche et un goût de fer assez prononcé qu'elle perd par le transport.

Sa densité, un peu plus grande que celle de l'eau distillée, est 1,055; sa température est invariablement de 11°,5 centigrades.

Enfin elle est sans action sur la teinture de tournesol et verdit légèrement le sirop de violette.

Analyse de la source du Pavillon.

On a fait de nombreuses analyses, qui toutes ont révélé la présence d'une quantité relativement faible de principes minéraux dans l'eau de Contrexéville. Nous donnons d'abord les trois analyses faites en

1820 par M. Nicolas, en 1822 par le professeur Fœderé, de Strasbourg, et en 1828 par M. Collard, de Martigny. Enfin nous terminons par celles beaucoup plus détaillées faites en 1852 par M. Ossian-Henry et en 1864 par M. Debray.

	NICOLAS, 1820. 1 pinte.	FŒDERÉ, 1822. 44 onces évaporées.	COLLARD, 1828. 2 kilogrammes.
Sulfate de chaux	5 grains	24 grains	2g,159
— de magnésie	1/2 grain		0 ,043
Sous-carbonate de chaux	non appréciable	28 grains	1 ,611
— de magnésie	»		0 ,033
— de soude	»	»	0 ,007
Muriate de chaux	»	1 grain 1/2	0 ,076
— de magnésie	»		0 ,028
— de soude	1 grain 1/2	»	des traces.
Nitrate de chaux	»	»	
Protoxyde de fer surcarbonaté	1/2 grain	1 grain 1/2	0 ,181
Silice	»	2 grains 1/2	0 ,350
Matière organique	»	1/2 grain	0 ,067
Perte	»	»	0 ,003
Totaux	7 grains 1/2	58 grains	4g,558

M. Collard a en outre cherché à déterminer la nature et la proportion des gaz contenus dans l'eau de Contrexéville, et les a évalués à la température de zéro et sous une pression de 0,77. Cette eau contient un peu moins que les deux tiers de son volume d'un gaz composé ainsi qu'il suit :

Oxygène	11
Azote	30
Acide carbonique	59

MM. Chevalier et Gobley, chargés par l'Académie de rechercher l'arsenic dans les principales eaux minérales de France, en opérant sur le produit d'évaporation de 25 litres, purent en 1850 constater que ce résidu contenait de l'arsenic à dose homœopathique. Ils en trouvèrent également dans les dépôts de la source.

Une analyse plus complète a été faite par M. Ossian-Henry en 1852, à Contrexéville même, de sorte qu'il put opérer immédiatement après le puisement; elle lui donna par litre :

Principes volatils.	Acide carbonique libre		0,019
	Azote avec un peu d'oxygène		indéterminé.
Principes fixes.	Bicarbonates	de chaux	0,675
		de magnésie	0,220
		de soude anhydre	0,197
		de fer et de manganèse	0,009
		de strontiane, sans doute carbonatée	indices.
	Sulfates anhydres	de chaux	1,150
		de magnésie	0,190
		de soude	0,150
		de potasse	indices.
	Chlorures	de sodium, de potassium	0,140
		de magnésium	0,040
	Iodure, Bromure	alcalins ou terreux	indices.
	Silicates	silice, alumine	0,120
Azotate, Phosphate de chaux ou d'alumine, Matière organique azotée, Principe arsenical uni au fer sans doute, Perte			0,070
	Principes minéralisateurs		2,941
	Eau pure		997,059
			1,000,000

Enfin, en 1867, M. Niklès signala à l'Académie de médecine la présence du fluor dans les eaux de Contrexéville, et il est facile de constater *de visu* que le métalloïde ou ses combinaisons existent dans la source du Pavillon, par l'action que cette eau a sur les verres qui servent journellement à la buvette, et mieux encore sur les carafes qui en ont contenu pendant quelque temps.

Voici les principaux éléments minéraux que l'on a trouvés dans les eaux de Contrexéville. Mais il est à supposer que l'on en cherchera d'autres encore et qu'on les y découvrira, sans que pour cela on arrive jamais à expliquer par A+B les effets des eaux minérales. D'après la dernière analyse faite en 1864 par M. Debray, professeur à l'Ecole normale, et que nous donnons plus loin, elle contient également cette fameuse lithine, qui avait fait naître, par la grande solubilité des sels qu'elle forme avec l'acide urique, des espérances que l'expérience n'a pas réalisées. Même dans les eaux minérales qui en contiennent notablement, comme celles de Baden-Baden, elle n'a donné aucun résultat appréciable, malgré que dans cette station on ait souvent ajouté au verre d'eau minérale une dissolution de carbonate de lithine, comme nous l'a affirmé notre confrère le docteur Frech.

Analyse de M. Debray.

Acide carbonique libre		0g,080
Bicarbonates	de chaux	0 ,402
	de magnésie	0 ,035
	de fer	0 ,007
	de lithine	0 ,004
Sulfates	de chaux	1 ,165
	de soude	0 ,236
	de magnésie	0 ,030
Silice		0 ,015
Chlorures	de potassium	0 ,006
	de sodium	0 ,004
Fluorure de calcium		traces.
Arsenic		traces.
		2g,384

C'est donc à la clinique et à elle seulement qu'il faut nous adresser pour juger de la valeur et des effets d'une eau minérale. Aussi, sans chercher à expliquer quelle part peut prendre chacun des éléments qui entrent dans la composition de l'eau de la source du Pavillon, aux effets qu'elle produit et aux guérisons qu'elle occasionne, nous contenterons-nous d'exposer les faits dont nous avons été témoin, nous réservant de continuer à l'avenir cette étude, qui seule peut donner de bons résultats.

SOURCES DU PRINCE ET DU QUAI.

Ces deux sources, qui jusqu'ici servaient exclusivement aux bains, sont devenues insuffisantes pour cet usage. Aussi exécute-t-on en ce moment des travaux pour amener le trop-plein de la fontaine du Pavillon auprès des bains, et, grâce à l'abondance de cette source, il n'y aura pas à redouter une interruption, jusqu'ici exceptionnelle, il est vrai, dans le service des bains et des douches.

Elles furent captées peu après la source du Pavillon, sur les conseils du docteur Thouvenel et par les soins du prince de Poix, qui s'était fait construire un pavillon dans le voisinage. C'est lui qui donna son nom à l'une d'elles. Quant à l'autre, le puits qui l'isole étant construit en partie sur le quai de la rivière du Vair, elle porte le nom de *source du Quai.*

Le captage et l'aménagement de ces sources ont été repris en 1859, sous la direction de M. Jutier, et depuis 1869 elles sont couvertes par une marquise et installées en buvette. La source du Prince donne 30 litres à la minute, soit 43 200 litres en vingt-quatre heures.

La source du Quai donne 60 litres à la minute ou 86 400 litres en vingt-quatre heures.

Les propriétés physiques de l'eau qu'elles fournissent sont sensiblement les mêmes que celles de l'eau de la source du Pavillon.

Quant aux propriétés chimiques, l'analyse faite également en 1852 par M. Ossian-Henry montre qu'elles se rapprochent également beaucoup de celles de la source principale. Voici, du reste, le résultat de ces analyses, qui ont donné pour 1 litre d'eau :

		Source du Prince.	Source du Quai.
Bicarbonates	de chaux . . . . / de magnésie . . .	0,940	0,980
	de soude	0,160	0,170
Sulfates anhydres	de chaux	1,260	1,250
	de magnésie . . . / de soude	0,340	0,500
Chlorures alcalins et terreux		0,140	0,160
Fer et manganèse évalués		0,005	0,005
Silice, alumine . . . . / Matière organique et perte		0,310	0,320
		3,155	3,185

Enfin M. Lepage, pharmacien à Bulgnéville, a en 1857 analysé avec un grand soin les dépôts des différentes sources, d'après les procédés et avec le concours de M. Baudrimont. Les résultats obtenus nous semblent des plus utiles à connaître et surtout à comparer; aussi les exposons-nous sans entrer, bien entendu, dans le détail des opérations qu'ils ont nécessitées. *Cinq grammes* du dépôt des différentes sources, recueilli dans les bassins ou dans les canaux de décharge, ont donné :

	Source du Pavillon.	Source du Prince.	Source du Quai.
Eau.	0,121	0,145	0,170
Silice.	2,1225	0,633	2,005
Alumine.	0,297	0,258	0,217
Sesquioxyde de fer	0,990	1,210	1,060
Carbonate de chaux.	0,565	0,742	0,735
Magnésie	0,232	0,256	0,278
Arsenic métallique.	0,0009	0,002	0,0015
Matières organiques	0,705	0,951	0,583

Le titrage du protoxyde de fer avec une liqueur d'hypermanganate de potasse, dont 64 divisions et demie correspondaient à 0,02 de fer pur, a donné comme résultat, sur 5 grammes de dépôt, la décoloration de

Pavillon	Prince	Quai
687	725	525 divisions

de cette liqueur. La source du Prince fournit, on le voit, le plus de fer et d'arsenic, la source du Quai le plus de magnésie. Nos faits cliniques confirment tous les jours ces résultats, en nous permettant d'obtenir de cette seconde source un effet purgatif, alors que les malades sont exceptionnellement rebelles à l'eau du Pavillon, et de la première un effet tonique chez les femmes et les jeunes filles qui visitent soit pour elles, soit avec leurs parents, la station hydro-minérale.

Mode d'administration des eaux.

1° *Usage interne.* — C'est évidemment à l'ingestion de l'eau que revient la plus grande part des succès de Contrexéville. Mais quoique la dose absorbée soit en moyenne assez considérable, on a, nous le croyons, exagéré la tolérance de l'organisme pour un médicament qui, quoique très-inoffensif, n'en a pas moins chez des buveurs imprudents amené des accidents souvent très-graves. Si nous insistons sur ce point, c'est qu'on voit malheureusement trop souvent à Contrexéville des malades qui, soit faute de direction médicale, soit par une forfanterie inqualifiable, ingèrent des quantités d'eau peu en rapport avec celles qu'indique leur état, et payent, comme nous le verrons à la fin de cette brochure, plus ou moins cher leur insouciance ou leur amour-propre si mal placé. Dans l'administration de l'eau de Contrexéville en boisson, il importe de tenir compte d'abord de la maladie qui amène le buveur à la source. Ainsi, toutes choses égales d'ailleurs, la gravelle urique nécessite la plus forte dose. L'eau chez les malades qui en sont atteints agit non-seulement chimiquement, mais mécaniquement, et on en a la preuve tous les jours à la source par les nombreux graviers qui sont expulsés séance tenante, et encore la plus grande partie en est-elle perdue pour l'observation.

Dans la gravelle phosphatique au contraire, les calculs sont en quelque sorte délités et s'en vont en bouillie suivant l'expression d'un malade, de sorte qu'il est souvent fort difficile de se rendre compte de leur dimension première. Aussi les doses élevées ne doivent-elles être atteintes que progressivement. Dans la plupart des affections de la vessie, la quantité d'eau ingérée doit être modérée. Il est donc impossible de déterminer d'avance la dose maximum, variant en général de trois à dix ou douze verres, et qui est en outre subordonnée, pour une même affection, à l'âge, au sexe et à la constitution du malade. Il est évident que le traitement ne saurait être le même pour un goutteux robuste, vigoureux et jouissant de l'entière liberté de ses mouvements, et un de ces malheureux impotents qui viennent pour la première fois faire appel à l'efficacité de la source du Pavillon; pour un homme de trente et un homme de soixante-dix ans atteints de la même affection de la vessie; pour une femme suivant les différentes époques de sa vie, etc. Cette ingestion de l'eau par verres ou demi-verres, espacée de dix, quinze, vingt minutes, ou une demi-heure, suivant les cas, se fait le plus souvent en une seule séance, le matin à jeun. Quelquefois cependant, et surtout dans le cas d'intolérance de l'estomac, une seconde séance entre trois et cinq heures peut être indiquée. Enfin dans quelques cas, heureusement fort rares, il est nécessaire de couper l'eau soit avec un peu de lait, soit avec du sirop de gomme, ou quelque autre adjonction. L'exercice que font entre chaque verre les buveurs ne contribue pas peu à faciliter la tolérance et à activer la digestion de l'eau. Nous ne sommes pas d'avis que les malades fassent pendant le traitement usage de celle-ci au repas, soit pure, soit pour couper leur vin. La séance du matin rend dans la majorité des cas cette manière d'agir inutile, et nous avons vu quelques personnes en être incommodées momentanément. Nous parlons, bien entendu, de l'époque de la cure exclusivement, car, si à domicile l'eau bue au repas ne suffit pas à amener des résultats décisifs, elle peut entretenir l'amélioration et confirmer la guérison que le malade sera venu demander à la source ou encore le préparer utilement à faire une nouvelle saison à Contrexéville. Nous la recommanderons particulièrement sous ce rapport aux malades atteints d'inflammation chronique de la muqueuse des voies urinaires.

2° *Usage externe.* — L'emploi de l'eau de Contrexéville à l'extérieur rend tous les jours des services signalés et tend, sous l'influence des médecins qui en constatent les bons effets, ainsi que sous celle des malades qui les ressentent, à prendre de jour en jour plus d'extension.

Ces modes d'emploi assez nombreux sont les bains, les douches, les injections et les lotions.

L'établissement comprend quarante-six cabinets de bains, dont trente pour les hommes et seize pour les dames; quatre douches générales, trois appareils pour bains de siége à eau courante, un pour douches vaginales et deux douches ascendantes. Un cinquième cabinet pour grandes douches est, sur nos instances, installé en ce moment et permettra de suffire à tous les besoins du traitement externe.

Les *bains* sont à Contrexéville un puissant adjuvant de la médication interne, qui est, nous l'avons dit, le principal agent thérapeutique de cette station. La question si controversée de l'absorption cutanée ne nous permet pas d'évaluer la quantité de sels minéraux absorbée dans un bain. Il est cependant hors de doute qu'à la température moyenne de 30 à 32 degrés centigrades une partie des 800 à 900 grammes de sels contenus dans l'eau du bain est absorbée et va ajouter son action à ceux qui ont été introduits dans l'économie par l'ingestion de l'eau. Notons également que l'eau, étant très-froide, il importait que le chauffage ne la dénaturât point en précipitant ou décomposant un certain nombre de ces sels. Le chauffage à feu nu avait cet inconvénient, et ce n'est que dans ces dernières années qu'une nouvelle installation permet d'élever la température de l'eau sans la décomposer. Ce résultat est obtenu par des serpentins parcourus par de la vapeur, qui sont plongés dans les réservoirs dont l'eau doit être chauffée. Ce n'est que depuis cette époque que les bains peuvent logiquement faire partie intégrante du traitement. Du reste, leur durée et leur température varient individuellement. Disons seulement que les bains chauds conviennent surtout aux graveleux et que les mêmes bains prolongés calment l'irritation spasmodique causée par la présence des graviers, dont ils favorisent l'expulsion. Dans les cas de coliques néphrétiques, ils apaisent les douleurs de médiocre intensité. Il est néanmoins un certain nombre de cas où ils sont contre-indiqués, et entre autres chez les malades affectés de dyspnée, résultant soit d'une affection cardiaque, soit d'une affection thoracique, comme nous avons souvent lieu d'en voir à Contrexéville. Quant aux bains frais ou froids, ils n'ont dans cette station que de rares applications.

Les *bains de siége* rendent journellement des services, soit lorsque le bain général est rendu impossible par une affection des organes thoraciques ou toute autre cause, soit que l'effet du bain doive être localisé à la partie immergée. Dans le premier cas, ils déterminent des effets analogues au bain entier, quoique l'absorption cutanée ne vienne plus alors qu'en dernier lieu et que ce soit surtout comme agent externe qu'ils agissent. Leur durée est d'ailleurs toujours moindre que celle des bains généraux ; la position incommode qu'ils nécessitent en ferait, à défaut d'autre motif, une obligation, et ils ont en outre l'inconvénient d'exposer le malade à se refroidir en mouillant ses vêtements. Mais néanmoins, dans certaines affections de la vessie, de la prostate de l'utérus ou du gros intestin, ils sont d'une utilité incontestable et d'un emploi journalier.

Les bains de siége, à eau courante surtout, dans lesquels l'eau jaillit circulairement et se renouvelle sans cesse, remplacent utilement dans des cas nombreux les douches périnéales ; leur température est, bien entendu, comme celle des bains et des douches, graduée suivant les indications.

Les *douches* sont froides, chaudes, ou alternativement chaudes et froides (*douches écossaises*); elles sont générales ou locales, avec ou sans introduction (*douches vaginales, rectales*).

Les douches permettent très-peu l'absorption, quoiqu'elles laissent à la surface de la peau des principes minéraux susceptibles d'être absorbés ultérieurement.

La *douche froide* est d'abord sédative. Cette sédation est assez intense si l'eau, comme à Contrexéville, est à une basse température, pour qu'il y ait danger à en prolonger la durée, et nous avons vu, l'an dernier, une commotion cérébrale survenir chez un malade imprudent. La sédation est d'ailleurs bientôt suivie d'une réaction salutaire qui apparaît d'autant plus lentement que l'eau est plus froide. Aussi est-il le plus souvent indispensable de la faciliter par un exercice musculaire approprié. Cette réaction détermine un effet tonique et stimulant sur tout l'ensemble de l'organisme, dont il régularise les fonctions. Quoique cet effet de la douche générale soit très-précieux, c'est surtout la douche locale, qui la précède ordinairement, qui est appelée à nous rendre des services : tantôt dirigée en jet vigoureux sur le rein, le choc de la colonne liquide va, par l'ébranlement qu'il communique, déterminer l'expulsion des graviers; tantôt dirigée en pluie sur le périnée ou le bas-ventre, elle réveille la contractilité vésicale déjà stimulée intérieurement par le liquide ingéré, ou facilite la résolution des engorgements de la prostate. Elle donne encore les meilleurs résultats dans les cas de pertes séminales.

La *douche chaude* a des effets différents suivant sa température : de 25 à 30 degrés, elle remplace la douche froide chez les graveleux qui ne pourraient supporter la température basse de l'eau minérale, et agit exclusivement mécaniquement. Souvent aussi cette température peut être abaissée graduellement pendant la douche et amener sensiblement le même résultat qu'une douche entièrement froide.

Au-dessus de 50 degrés, elle sert à faire disparaître les roideurs articulaires qui se rencontrent chez certains malades et à combattre avec succès certaines douleurs rhumatismales.

La *douche écossaise*, qui consiste dans l'usage alternatif de l'eau chaude et de l'eau froide, est rarement employée dans notre station. Nous n'avons pas besoin en effet, dans la majorité des cas, de ces réactions brusques et fréquentes qui sont transmises par la peau au système nerveux ou sanguin. Mais elle peut être appelée quelquefois à nous rendre des services dans les cas où la réaction se fait mal et où cependant l'usage des douches est indiqué. Avec la douche écossaise, on peut obtenir une réaction aussi énergique qu'on le désire et éviter l'écueil de l'hydrothérapie dans certains cas, assez rares à Contrexéville, où le traitement externe n'est pas tellement indispensable qu'il ne puisse alors être laissé de côté.

Quant à la *douche ascendante* avec ou sans introduction, nous l'employons avec succès dans certaines affections de la vessie ou de l'utérus, dans les cas de constipation opiniâtre, qui exceptionnellement ne cèdent pas au traitement hydro-minéral. Elle est encore utilisée pour ramener, s'il y a lieu, le flux hémorrhoïdal.

Il en est de même de la *douche vaginale*, destinée à agir soit sur le col utérin, soit sur les parois du vagin. Cette douche, qui est d'une application assez rare à Contrexéville, demande à n'être utilisée qu'avec une extrême prudence, quoiqu'elle soit appelée de temps en temps à nous rendre de réels services.

Les *injections* d'eau minérale dans la vessie, soit avec la sonde ordinaire, soit avec la sonde à double courant, peuvent, dans certains cas d'altération de la muqueuse, donner d'excellents résultats. Néanmoins ce moyen ne doit être mis en usage qu'avec une grande circonspection. Il est indispensable de connaître la susceptibilité de la vessie malade avant de le mettre en œuvre, et faute de cette précaution, on pourra s'exposer à des accidents qui avaient jeté, pendant un temps, un injuste discrédit sur un moyen aussi rationnel que celui dont nous nous occupons.

Enfin les *lotions* d'eau de Contrexéville ont surtout été employées dans certaines affections chroniques de l'œil. Peu étudiée sous ce rapport par les médecins qui y ont exercé, c'est surtout à une tradition locale, qui remonte à plus de cent cinquante ans, que la source doit d'être visitée par tous les habitants de la contrée atteints de maux d'yeux. Nous n'avons, pour notre part, eu qu'une occasion de vérifier les propriétés que lui attribue la légende, et on verra plus loin (p. 79) que cette expérience a été couronnée de succès.

Effets physiologiques des eaux.

Les eaux de Contrexéville possèdent la propriété de stimuler toutes les sécrétions, mais surtout la sécrétion urinaire, ainsi que nous allons l'étudier.

Du côté de l'*appareil digestif* on observe tout d'abord cette stimulation sur l'estomac, qui en tolère, nous l'avons dit, des doses relativement considérables. On voit dès les premiers jours l'appétit se développer de telle façon chez les buveurs, qu'il est urgent de le maîtriser. Ceux d'entre eux qui présentent ces troubles dyspeptiques auxquels quelques auteurs ont voulu rattacher l'origine de la diathèse urique voient les fonctions de ce viscère se régulariser. Quoique nous ayons recherché avec soin l'existence de ce symptôme chez les nombreux goutteux ou graveleux que nous avons dirigés dans leur cure hydro-minérale, il ne nous a pas été donné de l'observer fréquemment, même comme antécédent. On verra néanmoins par l'observation IV quels résultats on peut attendre en pareil cas de la source du Pavillon.

On voit également rarement dès le premier jour, ordinairement vers le quatrième ou cinquième, suivant la dose ingérée, un effet purgatif consistant en trois ou quatre selles liquides. Cette purgation, qui persiste pendant toute la durée de la cure, est très-bien supportée par les malades, qui la subissent d'ailleurs chaque matin à la source et n'en sont plus incommodés dans la journée. Nous n'avons jamais eu à constater aucun accident qu'elle ait déterminé. Il est des malades qui exceptionnellement ne ressentent point cet effet et chez lesquels l'usage de l'eau détermine au contraire de la constipation. Il est facile alors, soit en changeant la source, soit en ajoutant une faible dose de magnésie au premier verre, soit enfin au moyen de douches ascendantes, de la vaincre si elle persiste, ce qui est rare.

Du côté de l'*appareil circulatoire*, on observe également une stimulation qui, chez quelques buveurs, occasionne dans les premiers jours seulement une sorte d'ivresse, qui d'ailleurs disparaît avec le premier repas. Quelquefois il est utile d'exposer un instant à l'air le verre d'eau avant de le boire, afin de permettre à l'acide carbonique de s'évaporer.

La *sécrétion cutanée* est aussi quelquefois stimulée par l'usage de l'eau de Contrexéville, et la transpiration qu'elle occasionne peut, dans certains cas, être très-favorable. Néanmoins ce phénomène n'est pas assez constant pour que nous puissions en tirer des déductions.

Les opinions sont très-divisées et les observations assez contradictoires en ce qui touche l'action de l'eau sur l'*appareil génital*. Certains buveurs accusent une excitation, alors que d'autres signalent un effet contraire. Mais, chez ces derniers, cet effet ne dure pas, et ils constatent après la cure une réaction plus ou moins intense. Ce fait, assez difficile à constater, n'est du reste qu'accessoire; aussi ne nous y appesantirons-nous pas.

Mais c'est sur l'*appareil urinaire* que s'observent les

principaux effets physiologiques déterminés par l'eau de Contrexéville. Elle traverse avec une grande rapidité, mais non sans modifier chaque partie de la muqueuse avec laquelle elle se trouve en contact. Elle débarrasse celle-ci des mucosités qui peuvent la recouvrir, élimine ou tend à entraîner les corps étrangers qu'elle rencontre sur son passage, de telle sorte qu'à la fin de la séance du matin à la buvette, elle est rendue presque pure par les malades. C'est en général dès le deuxième ou troisième verre que se fait sentir son effet diurétique, et chaque verre amène une ou deux mictions. Si, comme c'est l'usage, la séance de boisson s'est prolongée jusque vers huit heures et demie, cet effet cesse entre neuf et dix heures dans la grande majorité des cas. Nous l'avons vu exceptionnellement chez quelques buveurs se manifester après onze heures et durer deux heures encore. La miction est en général facile et abondante; mais il nous est donné de voir à Contrexéville tant de cas où elle est plus ou moins troublée par des affections qui y amènent les malades, que chez ceux-ci cette facilité n'est que relative. Elle est néanmoins constamment plus grande qu'avant l'usage de l'eau en boisson, ce qui peut facilement s'expliquer tant par le changement survenu dans le liquide expulsé que par la tonicité qu'elle exprime aux organes expulseurs. Quant aux corps étrangers que renferment les voies urinaires, si leur volume en permet la sortie, il est rare qu'ils résistent à cette action et l'on peut en avoir journellement la preuve autour de la source du Pavillon.

Lorsqu'au contraire un calcul volumineux ignoré jusque-là se trouve dans la vessie d'un buveur, l'eau, en le débarrassant de cet enduit muqueux qui le recouvre plus ou moins complétement, démasque nettement sa présence par l'irritation que déterminent au col de la vessie les efforts d'expulsion. C'est donc un *criterium* de la pierre dans les cas douteux. Il est évident alors que l'opération est nécessaire et que l'eau minérale ne peut plus servir que lorsque celle-ci aura été pratiquée à faire évacuer les fragments qui auraient échappé à l'opérateur et à prévenir la récidive.

Effets consécutifs.

Il est une erreur accréditée parmi les malades qui viennent pour la première fois demander leur guérison ou un soulagement à une station thermale, qu'il importe de détruire. Cette erreur, qui consiste à croire que l'effet des eaux doit être immédiat, les fait désespérer de leur cure s'ils ne constatent pas un changement radical à la fin de la saison qu'ils viennent de faire. Notre honorable prédécesseur, M. le docteur Caillat, a fort bien étudié et décrit ces effets dans un mémoire couronné récemment par l'Académie de médecine, à laquelle il avait été présenté en juin 1868. Ce mémoire est appuyé sur de nombreuses observations dont nous rapportons plus loin quelques types (voir p. 86 et suiv.).

Ces effets consécutifs sont, nous dit notre confrère, déterminés par un effort spontané de l'organisme sous l'influence du traitement hydro-minéral et caractérisés dans le plus grand nombre de cas par une excitation du côté des reins et de la vessie avec émission abondante de produits pathologiques.

L'apparition en sera d'autant plus certaine, en général du moins, que le traitement aura été plus énergique. Elle survient du cinquième au soixantième jour qui suit la cure, le plus souvent entre le quinzième et vingtième. Ordinairement la durée de la crise est d'un à trois jours; néanmoins on l'a vu se prolonger bien davantage.

Les effets consécutifs ne sont pas limités à l'appareil urinaire. Ils peuvent aussi porter sur la fin du gros intestin, sur le foie et le rein (voir obs. XXIV); enfin ils peuvent se manifester du côté de la peau sous forme de sueurs profuses, en raison de certaines dispositions soit naturelles, soit engendrées par le traitement. Mais, en somme, l'appareil urinaire est le siége de prédilection presque toujours unique des effets consécutifs produits par la médication suivie à Contrexéville.

Cette crise salutaire doit être respectée. Une médication active serait alors inopportune. Quelques moyens simples suffisent s'il y a surexcitation de la vessie, tels que les boissons délayantes, par exemple. Notons enfin qu'une amélioration constante, souvent une guérison complète, ont été observées après l'apparition de ces effets consécutifs, qui est, on le voit, du plus heureux augure.

Nous devons enfin nous occuper des *accidents* que

peuvent déterminer les eaux de Contrexéville. La tâche de rechercher s'il en existe qui soient le résultat de l'action propre des eaux est, pour des raisons que nous allons dire, des plus difficiles. Cependant, tant dans l'intérêt du progrès de la science que dans celui des malades eux-mêmes, il serait à désirer que ce travail pût être fait. « Ce qui le rend presque impossible, c'est la funeste tendance qu'ont les personnes qui reviennent à Contrexéville à guider d'autres malades dans leur cure hydro-minérale. Une pareille habitude est non-seulement préjudiciable aux intérêts de la science, car elle rend difficile la connaissance de l'action primitive des eaux et impossible la constatation des résultats définitifs les plus importants à noter, mais surtout elle est condamnable en ce qu'elle amène des accidents souvent très-graves, qui chaque année nous appellent au chevet des imprudents. » Ces accidents ont du reste également fourni au docteur Caillat, auquel nous empruntons les lignes qui précèdent, le sujet d'un mémoire, présenté en 1866 à l'Académie, sur *les Accidents occasionnés par l'usage inconsidéré des eaux de Contrexéville.* Dans ce travail, notre honorable confrère rapporte vingt-huit observations, dont voici le résumé : treize cas d'accidents du côté des voies urinaires, dont sept avec rétention complète d'urine ; quatre faits de suppression brusque des règles avec accidents divers ; neuf de troubles plus ou moins graves du côté des voies digestives ; et enfin deux cas d'asthme exaspéré par le même usage immodéré de l'eau. Nous relatons quelques-uns de ces faits à la fin de cette brochure.

Hygiène des malades.

Quoique les règles d'hygiène varient avec l'affection qui a amené le malade à Contrexéville, il est plusieurs recommandations qu'il est urgent de faire à ceux qui s'y rendent : la première est de se munir de vêtements chauds, quelle que soit l'époque de l'année pendant laquelle ils visitent cette station. Les variations assez brusques de température y sont fréquentes, et les soirées souvent fraîches peuvent occasionner chez les malades atteints d'affections de la vessie des rechutes qui retardent ou compromettent leur guérison. Une autre précaution est de se mettre en garde contre l'appétit exagéré que détermine la séance du matin à la source, et qui, surtout chez les graveleux et les goutteux, peut amener des troubles du côté de l'estomac. Nous n'entreprendrons pas ici de formuler une hygiène alimentaire détaillée. Elle diffère non-seulement suivant la maladie, mais encore suivant le malade. C'est donc individuellement seulement que nous pourrons proscrire tel ou tel aliment, telle ou telle boisson. La cure hydro-minérale par elle-même n'en contre-indique aucun. S'il est une seule recommandation qui puisse s'appliquer à la presque totalité des malades, c'est celle de ne pas se borner à l'exercice du matin, mais de faire dans l'après-midi des promenades plus ou moins prolongées, suivant leur affection, leur âge ou leur tempérament.

Enfin on nous demande souvent à quelle époque il est préférable de se rendre à Contrexéville. Quoique le mois d'août et le commencement de septembre y soient généralement fort beaux, c'est surtout pendant le mois de juin que nous engagerons les malades à y séjourner ; ils y trouveront alors des ressources que l'encombrement qui survient du 1er juillet au 15 août ne leur permettrait pas d'espérer.

CHAPITRE II

MALADIES TRAITÉES A CONTREXÉVILLE

Historique et statistique.

C'est à une cure remarquable déterminée, vers le milieu du siècle dernier, sur une jeune enfant de dix ans que remonte la première connaissance des eaux de Contrexéville, qui semblent avoir eu avant cette époque une réputation toute locale. Cette jeune fille, après avoir fait usage des eaux, expulsa une pierre relativement volumineuse dont son état maladif n'avait point permis l'extraction. Aussi les graveleux prirent-ils les premiers le chemin de Contrexéville, que les malades atteints d'affections de la vessie et surtout de catarrhe vésical apprirent bientôt à connaître. Ce n'est que beaucoup plus tard que les goutteux, aujourd'hui si nombreux autour de la source du Pavillon, vinrent lui demander un remède à leur souffrance. Enfin, parmi les maladies que l'on rencontre encore assez fréquemment dans cette station, il faut citer la lithiase biliaire et divers troubles fonctionnels liés dans la majorité des cas à la diathèse urique.

Nous ne voulons pas étendre outre mesure le cadre nosologique de la station dont nous allons nous occuper, persuadé que cette manière d'agir est des plus gênantes pour le médecin praticien, auquel il devient alors fort difficile de savoir quels effets il doit attendre de la source sur laquelle il dirige ses malades. Nous ne pouvons d'ailleurs donner une meilleure idée générale des maladies que nous sommes le plus souvent appelé à traiter à Contrexéville qu'en exposant, dans un tableau aussi simplifié que possible, la statistique d'environ deux mille malades. La majeure partie provient de la clientèle de notre honorable confrère, le docteur Legrand du Saulle, qui pendant onze années consécutives a exercé dans cette station, au développement de laquelle il a puissamment contribué et où il a laissé d'unanimes regrets.

Gravelle urique	615
— phosphatique	119
— oxalique	23
— et goutte	127
Goutte	264
Catarrhe de vessie	311
Maladies de la vessie ou de la prostate	166
— du foie	56
— diverses, telles que *diabète, maladies des reins, de l'estomac, maladies des femmes*, etc.	286
	1 967

On voit par ce tableau que la gravelle tient le premier rang par le nombre des malades qui viennent faire appel à l'efficacité de la source du Pavillon. Nous serions plus exact en disant que c'est la diathèse urique avec ses diverses manifestations; car, pour nous, malgré l'opinion contraire émise par notre regretté maître, le professeur Trousseau, nous pensons que la goutte et la gravelle urique ne sont que deux expressions différentes de la même diathèse. Nous aurons lieu de revenir sur cette manière de voir, qui compte aujourd'hui de nombreux partisans. On remarquera enfin dans notre statistique que les affections de la vessie et surtout le catarrhe de la vessie se montrent très-nombreux à Contrexéville. Sans nous livrer à une étude approfondie de ces maladies tout à fait en dehors du cadre de cette brochure, nous allons dire un mot de chacune d'elles, et surtout de celles de leurs formes auxquelles conviennent le mieux les eaux de Contrexéville.

Gravelle.

Le mot *gravelle*, qui signifie *petite pierre*, a été donné par extension à une affection qui détermine la formation, aux dépens de l'urine, de corps de forme et de volume variables, et dont la consistance varie suivant la composition.

Ces corps ont reçu le nom de *sables*, de *graviers*, de *calculs* ou de *pierres*, suivant leur volume, qui, après un séjour prolongé dans la vessie, peut acquérir des dimensions considérables.

La gravelle comprend de nombreuses variétés.

M. Civiale les avait classées suivant leurs dimensions, Magendie d'après leur couleur, M. Leroy d'Etiolles les a divisées en deux types : gravelle accompagnée d'une urine *acide*, gravelle existant dans une urine *alcaline*. Cette division, de beaucoup la plus logique, a été aussi reproduite par M. Durand-Fardel sous le nom de gravelle *diathésique* et gravelle *catarrhale*.

Nous devons signaler toutefois ce fait, reconnu d'ailleurs par l'auteur, que la gravelle phosphatique peut se *rencontrer* sans catarrhe, et nous ajouterons que souvent cet état catarrhal, au lieu d'être, comme l'ont pensé beaucoup de chirurgiens, la cause déterminante de la gravelle phosphatique, n'en est souvent que la conséquence.

Aussi, si pour la gravelle on peut ne reconnaître que deux types : *gravelle acide*, *gravelle alcaline*, est-on forcé, lorsqu'il s'agit de calculs ou même de graviers un peu gros, d'admettre des calculs mixtes dans lesquels les diverses couches appartiennent successivement à l'une ou l'autre de ces deux variétés. Disons aussi que le plus souvent c'est le noyau de la pierre qui diffère des couches périphériques.

Nous adopterons cette division en *gravelle acide* et *gravelle alcaline*, parce qu'elle ne préjuge pas de la cause de l'affection et qu'elle échappe au reproche que nous venons de faire à la division de M. Durand-Fardel.

La gravelle *acide* comprend la gravelle urique, oxalique, cystique.

La gravelle *alcaline* comprend la gravelle grise de phosphate ammoniaco-magnésien et la gravelle blanche de phosphate de chaux.

Nous ne parlons pas des calculs *xantiques*, presque identiques aux calculs uriques par leur composition, ni des calculs de *carbonate de chaux*, qui ne se rencontrent presque que chez les animaux.

Nous passerons également sous silence les calculs pileux, qui n'ont été expliqués chez la femme que par des kystes para ovariques, et chez l'homme par des inclusions fœtales. La question du trichiasis des voies urinaires, quoique bien étudiée par M. Rayer, dans un mémoire lu en 1850 à la Société de biologie, est encore trop obscure, et les deux seuls faits que nous avons recueillis ne sont pas assez concluants pour que nous puissions la traiter ici.

Nous nous bornerons donc à donner les caractères physiques et chimiques des principaux types de gravelle qui permettent, étant, par exemple, donné un gravier rendu par un malade, d'en reconnaître la nature.

1° *Graviers uriques.* Assez consistants, on les reconnaît à leur couleur rouge-brique. Traités par l'acide nitrique et l'ammoniaque à une température élevée, ils donnent naissance à une couleur rouge-vif (murexide).

2° *Graviers oxaliques* (d'oxalate de chaux). Bruns, noirâtres, mamelonnés (calculs mûraux), très-durs, ils sont insolubles à froid dans les acides et laissent, après calcination, déposer un résidu de chaux vive.

3° *Graviers cystiques.* Très-rares chez l'homme, ils sont solubles dans l'ammoniaque et exhalent, en brûlant, une odeur d'acide sulfureux.

4° *Graviers de phosphate ammoniaco-magnésien.* Grisâtres, de consistance assez faible, ils sont très-solubles dans les acides, solubles dans la potasse, avec dégagement d'ammoniaque, et surtout fusibles au chalumeau.

5° *Graviers de phosphate de chaux*. Plus blancs que les précédents, ils sont également peu consistants; mais traités par la potasse, ils ne dégagent pas d'ammoniaque. Enfin ils sont infusibles.

Parmi ces variétés, celles qui nous intéressent surtout sont la gravelle urique et la gravelle phosphatique. Les graviers de cystine sont tellement rares, que sur les deux mille malades dont nous avons rapporté la statistique, il n'en a été observé que deux cas. Quant à la seconde espèce, on ne la rencontre que fort rarement isolée; c'est à peine si on a signalé quelques graviers d'acide oxalique. On la trouve à l'état d'oxalate de chaux, sous forme de corps noirs hérissés d'aspérités qui leur ont valu le nom de *calculs mûraux*, Quant à la présence de cet acide dans l'économie, nous devons dire que, si l'acide oxalique ne fait pas, comme l'acide urique, partie des urines dans leur état physiologique, ou il y est introduit par une alimentation composée de végétaux qui le contiennent en grande quantité, ou il se produit dans les organes urinaires en vertu d'un état pathologique indéterminé, et cela aux dépens de l'acide urique, comme tendent à le démontrer les expériences de MM. Liebig et Woehler.

GRAVELLE URIQUE.

De beaucoup la plus fréquente, elle présente plusieurs degrés. Ainsi la couche pulvérulente qui se dépose par le refroidissement d'une urine qui contient l'acide urique en excès n'implique pas l'existence de la gravelle. Mais cet état en précède souvent l'apparition, et c'est alors surtout qu'il est facile de combattre la disposition diathésique. Plus tard, le sable tout formé est expulsé avec l'urine en quantité variable, suivant les dispositions et l'hygiène du malade. Combien de graveleux arrivés à cette période ne rendent du sable qu'après un dîner trop copieux! Puis ces sables uriques s'agglomèrent dans les bassinets et donnent naissance à des graviers, dont le passage dans l'uretère donne lieu à la *colique néphrétique*, sur laquelle nous allons revenir.

Enfin ces graviers tombés dans la vessie deviennent, s'ils n'ont pas été expulsés, le noyau d'une pierre qui croît en volume jusqu'à ce que sa présence occasionne dans le réservoir urinaire des troubles qui nécessitent une opération.

La gravelle détermine du côté des reins des douleurs d'une intensité variable : souvent presque nulles, quelquefois se bornant à une simple pesanteur, elles peuvent chez certains malades être accrues par la marche, la voiture, l'exercice du cheval. Elles s'irradient souvent dans la direction de l'uretère et peuvent augmenter d'intensité par un temps humide ou après une mauvaise digestion. Enfin la présence des graviers peut déterminer quelques troubles plus ou moins douloureux dans la miction.

La migration et l'expulsion des graviers sont, nous l'avons dit, plus ou moins faciles. Les douleurs qu'elles déterminent ne sont nullement en rapport avec les produits expulsés. Nous avons vu des graviers volumineux rendus sans en avoir provoqué, tandis que d'autres, dont le volume n'excédait pas celui d'un grain de millet, avaient déterminé une colique néphrétique.

La *colique néphrétique* débute toujours subitement; aussi, lorsqu'elle survient pour la première fois, donne-t-elle souvent lieu à des erreurs de diagnostic. Voici ses caractères : douleur atroce, subite, siégeant à la région rénale, d'un seul côté, et s'irradiant vers le bas-ventre; nausées, efforts plus ou moins répétés de vomissement; rétraction du testicule correspondant.

Tels sont les signes principaux et pathognomoniques de la colique néphrétique.

Quoique continue, elle présente des exarcerbations pendant lesquelles le malade crie, se roule par terre, puis regagne son lit, essaye de marcher et se plaint de nouveau. La douleur est tellement vive que le malade la localise difficilement, et cependant il accuse souvent une sensation très-douloureuse dans la région inguinale. Dans ce cas, l'inspection du testicule pourra, en cas de doute, faire cesser les hésitations. La crise cesse d'ordinaire brusquement, en laissant, bien entendu, après elle une prostration plus ou moins grande, suivant sa durée.

Celle-ci est le plus ordinairement de quelques heures, mais nous avons vu de nombreux malades chez lesquels elle avait duré vingt-quatre, trente et jusqu'à cinquante heures et plus.

Elle cesse le plus souvent par la chute du gravier dans la vessie. Néanmoins on observe quelquefois des coliques sans expulsion, et le même gravier peut en occasionner plusieurs. Il est vrai de dire que souvent aussi ils sont rendus sans que le malade s'en aperçoive, surtout si la colique a été méconnue.

Certains phénomènes dysuriques accompagnent la colique néphrétique : la miction est le plus souvent suspendue ; quelquefois il y a des envies d'uriner fréquentes. L'urine, toujours rare, est tantôt limpide, tantôt trouble et sanglante.

Le *traitement rationnel* de la colique néphrétique consisterait à déterminer l'expulsion du gravier, mais il est le plus souvent impossible d'y songer, car les nausées et les vomissements ne permettent l'ingestion d'aucune boisson. C'est donc aux moyens externes qu'il faut s'adresser pour soulager les malades. Nous citerons d'abord les cataplasmes, les sinapismes, l'application de serviettes chaudes, le chloroforme sur de la ouate, d'un emploi facile et rapide, la glace pilée appliquée dans une vessie *loco dolenti*, qui a donné d'excellents résultats, les lavements laudanisés, les saignées locales, sangsues ou ventouses. — Tous ces moyens soulagent le plus souvent, mais le soulagement n'est, en général, malheureusement pas de longue durée.

Les bains chauds prolongés, lorsque le malade peut les supporter, rendent les services les plus signalés. Mais lorsque la colique est intense, ils sont impraticables.

Nous signalerons surtout un moyen bien connu et néanmoins assez rarement employé. Il donne cependant des résultats excellents, et nous en avons un exemple dans l'observation XI (voir p. 68). Ce moyen consiste dans l'*injection sous-cutanée,* au moyen de la seringue de Pravaz, d'une solution contenant de 5 à 15 milligrammes de chlorhydrate de morphine.

Les injections sous-cutanées, qui sont maintenant d'un usage journalier dans la pratique, sont appelées, nous le croyons, à prendre une extension de plus en plus grande. Elles sont ici d'autant plus indiquées que les efforts de vomissement qui accompagnent ordinairement la colique néphrétique ne permettent pas au malade de prendre ou de garder un médicament quel qu'il soit.

Enfin il est un médicament nouveau qui, comme l'a écrit M. Bouchut dans un mémoire présenté tout récemment à l'Académie des sciences, pourrait être employé avec succès pour calmer les douleurs de la colique néphrétique. Nous voulons parler de l'*hydrate de chloral.* La dose de 4 grammes dans un lavement semble jusqu'à présent la plus rationnelle. Nous disons *jusqu'à présent,* car ce médicament est encore à l'étude et on peut se rappeler, par exemple, que les doses indiquées comme maximum dans l'emploi du bromure de potassium ont notablement varié lorsque ses effets ont été mieux connus.

Le chloral a du reste été employé tout récemment en injections hypodermiques et aurait donné de bons résultats au docteur Liebreich, de Berlin, dans un cas où la morphine avait échoué. Le professeur Langen en aurait également obtenu des effets remarquables dans un cas de *delirium tremens.* La dose de médicament administré par les téguments a été, dans ce dernier cas, de 10 centigrammes.

Lorsque par un de ces divers modes de traitement on a réussi à calmer une colique néphrétique, le rôle du médecin n'est pas terminé; il importe alors d'en prévenir le retour. Nous allons lui dicter sa conduite ou plutôt remettre ce soin à une plume plus autorisée que la nôtre, celle de M. Durand-Fardel, inspecteur des sources d'Hauterive, à Vichy, dont les travaux sur les eaux minérales et les maladies chroniques ont une légitime autorité :

« Dans les cas de douleurs rénales habituelles, de disposition au retour des coliques néphrétiques, ou dans les cas moins simples où les douleurs persistantes et les urines troubles annoncent un certain degré d'inflammation ou de catarrhe vers le rein, les eaux de Contrexéville, transportées s'il le faut, mais surtout prises sur place, sont tout à fait indiquées. Les eaux minérales bicarbonatées et notablement minéralisées, et Vichy en particulier, sont au contraire contre-indiquées alors. Il faut insister sur ce sujet, qui n'est pas assez connu de la généralité des médecins[1]. »

Les *causes* de la gravelle urique, telle au moins qu'il nous est donné de l'étudier à Contrexéville, peuvent se résumer en un mot : défaut d'équilibre entre les recettes et les dépenses. Il existe donc deux catégories de graveleux : ceux qui, par une alimentation trop riche, absorbent une telle quantité de principes assimilables que la combustion complète n'en peut avoir lieu ; ceux qui n'en absorbent qu'une quantité médiocre, mais qui, par le défaut plus ou moins complet d'exercice, entravent l'oxydation ou la combustion du peu qu'ils absorbent.

Cette seconde catégorie est à Contrexéville beaucoup plus nombreuse qu'on ne serait tenté de le supposer. Les personnes assujetties à un long travail de bureau, les ecclésiastiques que l'on y rencontre en grand nombre, appartiennent en général à cette classe.

Quant à l'*hérédité*, elle doit incontestablement être rangée au nombre des causes prédisposantes. Que de fois ne nous est-il pas arrivé de donner à la fois des soins au père et au fils, ou à deux enfants d'un père mort graveleux, et combien plus souvent ne l'avons-nous pas notée dans les communicatifs fournis par les malades.

La moyenne de l'âge des graveleux qui visitent la source du Pavillon est de quarante-neuf à cinquante ans. Nous l'avons observée sur des jeunes gens et

[1] Durand-Fardel, *Traité pratique des maladies chroniques*. Paris, 1868, t. I, p. 145.

exceptionnellement chez des enfants, nous parlons ici de la gravelle urique exclusivement. Du reste, nous n'avons pas l'intention d'en faire une histoire complète, et pour la faciliter à ceux de nos lecteurs qui désireraient l'étudier, nous publierons à la suite de cet article un index bibliographique.

La gravelle *phosphatique*, que nous avons appelée gravelle *alcaline*, reconnaît deux origines. Elle provient soit d'une affection locale des voies urinaires, et alors mérite de tous points le nom de gravelle *catarrhale* que lui a donné M. Durand-Fardel ; elle est alors consécutive et l'urine qui l'accompagne est toujours alcaline. Mais elle peut aussi dériver d'un trouble de nutrition mal connu jusqu'ici et précéder toute altération de l'urine, *qui est alors normalement acide* et peut conserver très-longtemps son acidité. Pour n'en donner qu'une preuve, nous citerons les calculs volumineux de phosphate de chaux trouvés dans les reins de sujets tuberculeux dont l'urine n'avait, comme nous avons pu nous en assurer, rien perdu de son acidité physiologique.

Nous ne reviendrons pas sur les caractères de ce genre de gravelle ; disons seulement que les sédiments qu'elle détermine sont plus abondants, que les graviers phosphatiques sont, en général, plus volumineux et que l'eau de Contrexéville non-seulement tend à les expulser, mais à les dissocier, si bien qu'il peut arriver qu'un malade pisse son calcul en bouillie, suivant l'expression du docteur Baud.

Ces graveleux sont débilités, leur constitution est

en général mauvaise, les douleurs de reins moins intenses sont plus continues; enfin ils présentent le plus souvent une altération du réservoir urinaire qui a été considérée par des auteurs dont l'opinion fait autorité, comme M. le professeur Bouchardat, comme préexistante; notre savant maître nous permettra de ne pas être tout à fait de son avis, lorsqu'il dit que « les graviers et calculs qui contiennent du phosphate de chaux ou du phosphate ammoniaco-magnésien dérivent de la décomposition de l'urine avant son émission. » Car, comme nous venons de le dire, on observe ces dépôts sans qu'il y ait la moindre trace de décomposition dans l'urine qui les accompagne.

Beaucoup plus rare que la gravelle urique, nous ferons observer que cette forme de gravelle se rencontre plus fréquemment chez les femmes que la précédente. Elle est toujours accompagnée d'un état anémique pour lequel les propriétés toniques et reconstituantes de l'eau de Contrexéville donnent les meilleurs résultats, et c'est surtout chez ces malades qu'il importe d'éviter l'emploi de la plupart des boissons alcalines qu'on leur recommande trop souvent.

Il est également inutile de faire observer que l'hygiène de ces malades devra différer essentiellement du régime des graveleux uriques, qui amènerait, on le comprend, une aggravation de la maladie. Aussi, lorsqu'un malade expulse un gravier, importe-t-il beaucoup de bien s'assurer du genre de gravelle avant de le soumettre à un traitement.

Quant au traitement de la gravelle phosphatique,

aucun autre n'a donné les résultats que nous signalons plus loin (voir p. 68) et auquel nous n'ajouterons rien, car les faits parleront mieux que nous ne pourrions le faire.

INDEX BIBLIOGRAPHIQUE.

FABRICE DE HILDEN, *Gr. Bericht v. Blasenstein*, Bâle, 1626. — P. CAMPER, *Obs. circa mutationes quas subeunt calculi in vesica*, Pesth, 1784. — A.-N. SCHERER, *Die neuesten Untersuchungen über die Mischung der Blasensteine*, Iena, 1800. — PREVOST et DUMAS, *Dissolution des calculs par l'électrolyse* (Annales de physique et de chimie, 1823). — ED. MARTIN, *De lithogenesi præsertim urinariæ*, Iena, 1833. — J. CROSSE, *On the formation const. and extract. of urin. calculus*, London, 1835. — CHOPART, *Traité des maladies des voies urinaires*, Paris, 1830. — E. SCHARLING, *De chemicis calcul. vesic. rationibus*, Havniæ, 1839. — RAYER, *Traité des maladies des reins*, Paris, 1839. — B. BRODIE, *Lectures on the diseases of the urinary organs*, London, 1842. — H. BENCE-JONES, *On gravel stone and gout*, London, 1842. — T. KRAUSE, *De concr. urin., præsertim de calcarea oxalica*, Kill, 1852. — PITHA, *Krankheiten der menschlichen Geschlechtsorgane*, Erlangen, 1855. — R. OWEN-REES, *On calculous disease and its consequences*, London, 1856. — ALBAN GOLDSMITH, *Diseases of the genito-urin. organs*, New-York, 1857. — R. LEROY D'ETIOLLES, *Etude sur la gravelle*, Paris, 1857. — MERCIER, *Recherches sur le traitement des maladies des organes génito-urinaires*, Paris, 1856. — CIVIALE, *Traité des maladies des organes génito-urinaires*. — PHILIPPS, *Traité des maladies des voies urinaires*, Paris, 1860. — DOLBEAU, *Traité de la pierre dans la vessie*, Paris, 1864. — GOLDING-BIRD, *De l'urine et des dépôts urinaires* (trad.), Paris, 1864. — LIONEL BÉALE, *De l'urine des dépôts urinaires et des calculs*, trad. Ollivier et Bergeron, Paris, 1866. — JAUMES, *Pathologie et thérapeutique de l'affection calculeuse*, Montpellier, 1866. — A. MERCIER, *Quelques idées sur l'origine et le traitement de la goutte, de la gravelle et de la pierre*, Paris, 1866. — BOUCHARDAT, *Annuaire de thérapeutique*, 1867. — FERNET, *De la diathèse urique*, thèse d'agrégation, Paris, 1869. — CORNIL, *Des différentes espèces de néphrites*, thèse d'agrégation, Paris, 1869. — BOURDILLAT, *Calculs de l'urèthre et des régions circonvoisines*, Paris, 1869. — RELIQUET, *Traité des opérations des voies urinaires*, Paris, 1870. — ROSENSTEIN, *Die Pathologie und Therapie der Nieren Krankheiten*, Berlin, 1870.

Goutte.

Nous n'avons pas l'intention de faire ici une monographie d'une maladie aussi étudiée que la goutte. Comme pour la gravelle, nous renverrons ceux de nos lecteurs qui voudraient le faire à l'index bibliographique qui suit cet article. Nous n'avons pas non plus à nous occuper du choix d'une station thermale dans les diverses formes que revêt la goutte, mais bien de dire à quelles de ces formes convient Contrexéville.

Nous en admettrons quatre :

1° La goutte *aiguë;*

2° La goutte *chronique;*

3° La goutte *viscérale;*

4° La *cachexie goutteuse.*

Avant d'examiner séparément chacune de ces variétés, disons de suite que, quelle que soit la forme sous laquelle la goutte se montre, elle n'est qu'une manifestation de la *diathèse urique.* Aussi se présente-t-il dans le traitement de cette affection deux indications : combattre la diathèse, combattre ses diverses manifestations.

Les relations de la goutte articulaire aiguë ou chronique avec la diathèse urique sont aujourd'hui indiscutables. L'excès d'acide urique dans le sang, la diminution d'excrétion par les voies urinaires de ce même acide avant les attaques, la nature des dépôts articulaires ou autres chez les goutteux, d'un autre côté la coexistence et souvent l'alternance de la goutte et de la gravelle urique mettent ce fait hors de doute.

Quant aux manifestations abarticulaires de la goutte, leur relation directe avec la diathèse urique n'a, jusqu'ici du moins, pu être démontrée. Mais, comme elles sont inséparables de la goutte et que celle-ci est manifestement liée à la diathèse urique, on est autorisé à conclure à une relation directe entre cette diathèse et la goutte viscérale. Du reste, lorsqu'une médication combat victorieusement la diathèse, elle prévient nécessairement les effets qu'elle produit, et dans cette étude nous nous efforcerons de démontrer par des exemples l'action des eaux de Contrexéville sur la diathèse urique en général et sur la goutte en particulier, même lorsqu'elle a présenté des manifestations viscérales (voir obs. XII, p. 70).

La *goutte aiguë articulaire* à accès vifs, très-douloureux, laissant entre eux des intervalles de calme parfait, débutant soixante-dix fois sur cent par le gros orteil, est l'espèce la plus fréquente. Dans la majorité des cas elle est héréditaire, mais souvent aussi elle est acquise, et alors, trop souvent, le malade ne vient chercher aux eaux que l'impunité pour les excès de table auxquels il se hâtera de se livrer aussitôt la station quittée. Lorsqu'au contraire les antécédents seuls peuvent être incriminés et surtout lorsqu'alors la goutte atteint un malade que son tempérament ou son genre de vie semblait mettre à l'abri de cette maladie, les eaux de Contrexéville sont nettement indiquées. Elles affaiblissent et éloignent de plus en plus les accès. Une médication thermale trop énergique est à redouter pour les malades, qui voient alors trop souvent leur goutte passer à l'état chronique.

Quant aux *accès* de goutte aiguë, le médecin doit-il intervenir? Sydenham, dont l'autorité en pareille matière est immense, répond négativement. Le goutteux est pour lui une sorte de machine chargée qui doit se dégager au dehors sous peine de faire explosion au dedans. Sans accepter les idées théoriques du savant goutteux anglais, qu'on a surnommé *le père de la goutte* et qui en fut aussi le martyr, notre regretté maître M. Trousseau ajoute que son expérience personnelle l'a amené à suivre vis-à-vis des malades une conduite tout aussi réservée et à ne faire absolument rien contre les attaques de goutte aiguë, surtout lorsqu'elles prennent un individu dans la force de l'âge. Il n'a jamais, ajoute-t-il, eu qu'à se repentir lorsqu'il s'est écarté de cette ligne de conduite, et s'il évitait, alors qu'il enrayait les accès, comme cela est malheureusement trop facile, s'il évitait les dangers de la goutte déplacée, il voyait revenir les accès plus rapprochés et la goutte, de franche et passagère, devenir atonique et persistante.

Enfin Sydenham ajoute : «C'est d'après une longue expérience et des observations multipliées que j'affirme hardiment que la plupart de ceux qui meurent de la goutte périssent moins de la maladie même que d'un traitement peu réfléchi.»

C'est surtout dans la *goutte chronique* que les eaux de Contrexéville donnent des résultats des plus satisfaisants, alors même que les malades ont détérioré leur constitution par l'abus des alcalins ou par l'usage intempestif de préparations dites *antigoutteuses* et qu'ils se sont ainsi exposés à ces terribles accidents métastatiques qui faisaient dire à Guy Patin : « Quand ces malades ont la goutte, ils sont à plaindre. Quand ils ne l'ont pas, ils sont à craindre. »

Ici les propriétés toniques et reconstituantes de la source du Pavillon remplissent de tout point l'indication thérapeutique : *Combattre la diathèse sans débiliter le malade et en lui restituant la faculté de réagir contre sa maladie,* sa puissance réactive, comme dit Sydenham.

Ce résultat est obtenu plus ou moins promptement suivant l'origine et l'ancienneté de la goutte. Nous ne pouvons mieux faire ici que de renvoyer aux exemples que nous citons plus loin.

La *goutte viscérale* s'observe rarement dans les stations thermales. Dans les troubles de l'estomac liés à la diathèse urique que nous avons pu étudier (voir obs. IV) ou chez ceux de nos malades qui avaient eu antérieurement des accidents de la *goutte remontée* (voir obs. déjà citée p. 70), les résultats que nous avons obtenus ont été des plus encourageants *du reste.* L'opinion des auteurs qui se sont occupés de la question du choix d'une eau minérale pour les goutteux qui présentent des manifestations viscérales est unanime à indiquer Contrexéville. Récemment encore M. le docteur Potton (de Lyon), goutteux et combattant, comme il le dit, *pro domo sua,* a, dans une *Etude comparative sur les effets spéciaux de quelques sources minérales dans la goutte*, publiée dans le journal *Lyon médical*, en août 1869, dit que « dans le cas de goutte viscérale son choix se porte sur les eaux calciques magnésiennes et plus spécialement sur Contrexéville. » Les raisons qu'il donne de ce choix nous sont un sûr garant que notre honorable confrère connaît en détail les effets de la source du Pavillon, et lorsqu'il ajoute que « dans cette forme de goutte il ne connaît pas de médication plus sûre pour régulariser les fonctions », nous ne pouvons que nous incliner devant l'autorité de son expérience en pareille matière.

En résumé, nous dirons que Contrexéville, combattant efficacement la diathèse urique, convient à la goutte en général. Nous ajouterons que, ne présentant pas les dangers de la cachexie sodique, elles éviteront, surtout dans les cas de goutte chronique, les déceptions malheureusement trop fréquentes auxquelles donne lieu un traitement inopportun.

INDEX BIBLIOGRAPHIQUE.

SYDENHAM, *De podagra et hydrope*, Londres, 1683. — MUSGRAVE, *De arthritide anomala sive interna dissertatio*, Oxford, 1707. — COSTE, *Traité pratique de la goutte*, Paris, 1768. — PAULMIER, *Traité méthodique et dogmatique de la goutte*, 1769. — HOFFMANN, *Œuvres*, Genève, t. III, *Dissertatio medico-pratica de podagra retrocedente in corpus*, 1760. — W. CADOGAN, *On gout and chronic diseases*, London, 1773. — J. GARDINER, *Untersuchungen der Ursache und Cur der Podagra*, etc., traduit de l'anglais, Leipzig, 1792. — P. BARTHEZ, *Traité des maladies goutteuses*, Paris, 1802. — G. HEBERDEN, *Commentarii de morborum historia et curatione*, Francfort, 1804. — J. JOHNSON, *Practical researches on the nature and treatment of gout*, London, 1816. — SCUDAMORE, *Traité sur la nature et le traitement de la goutte et du rhumatisme*, trad. par Deschamps, Paris, 1820. — J. v. VERING, *Heilart der Gicht*, Wien, 1832. — SCUDAMORE, *Principles of the treatment of gout*,

London, 1835. — A. CESTE, *De la goutte*, etc., Paris, 1840. — J PARKIN, *On gout, its cause, nature and treatment*, London, 1841. — BOULEY, *Thèse sur la goutte*, Paris, 1841. — R.-M. BRIAU, *Considérations pratiques sur la goutte*, Paris, 1843. — DE CASTELNAU, *Observations et réflexions sur la goutte et le rhumatisme* (Archives gén. de médecine), 1843. — J. WENDT, *Die Gicht, ihre Zufælle, Gefahren und Behandlung*, Breslau, 1844. — W.-H. ROBERSTON, *The nature and treatment of gout*, London, 1845. — RÉVEILLÉ-PARISE, *Guide pratique des goutteux et des rhumatisants*, Paris, 1847. — A. TOULMIN, *Gout, its causes*, etc., London, 1850. — HÉBERT, *De la goutte et de la guérison par la médecine thermopathique*, Paris, 1851. — L. BLONDEAU, *Des inconvénients des eaux de Vichy dans le traitement de la goutte*, Paris, 1851. — SCHROEDER VAN DER KOLT, *Nederlandsche Lancet*, 1853. — T. SPENCER-WELLS, *Pract. observations on gout and its complications*, London, 1854. — BECQUEREL et RODIER, *Traité de chimie pathologique*, 1854. — BUDD, *Researches on gout* (Medico-chirurgical Transactions), 1845. — ROBERSTON, *The nature and treatment of gout*, London, 1856 — GAIRDNER, *On gout, its history, its causes and its cure*, 3e édit., Londres, 1856. — TODD, *Clinical lectures on certain diseases of the urinary organs and dropsy*, 1857. — GARROD, *The nature and treatment of gout and reumatic gout*, London, 1859. — GALTIER-BOISSIÈRE, *De la goutte, de ses causes et de son traitement préservatif, palliatif et curatif*, Paris, 1860. — BRAUN (de Wiesbaden), *Matériaux pour servir à une monographie de la goutte* (Revue d'hydrologie), 1862. — TROUSSEAU, *Clinique médicale de l'Hôtel-Dieu de Paris*, t. II, 1862. — LUYS, *Des maladies héréditaires*, Thèse de concours pour l'agrégation, Paris, 1863. — CHARCOT et CORNIL, *Contribution à l'étude des altérations anatomiques de la goutte*, Paris, 1864.

Catarrhe vésical.

La plupart des auteurs modernes emploient indifféremment le mot de *catarrhe vésical* ou de *cystite chronique* pour désigner l'inflammation chronique de la vessie. D'autres, à côté de la cystite aiguë et chronique, décrivent le catarrhe vésical aigu et chronique. Nous pensons cette distinction superflue, car le *catarrhe* n'est autre chose qu'une *cystite* superficielle *portant exclusivement sur la couche épithéliale.*

Le mot *catarrhe* est aujourd'hui à peu près synonyme d'*inflammation* d'une membrane muqueuse. On ne saurait en effet séparer le catarrhe de l'inflammation. Que celle-ci ne porte que sur une couche de peu d'épaisseur et laisse intact le substratum connectif, ce n'en est pas moins une inflammation, et toute inflammation de la vessie porte le nom de *cystite.*

Cliniquement, il est impossible de distinguer la cystite chronique du catarrhe; dans les deux cas il y a production de mucus et de pus. On a dit, il est vrai, que le pus fourni par la muqueuse était plus visqueux, que ses globules, qui ne sont autres que des cellules d'épithélium arrêtées dans leur développement, présentaient des caractères particuliers ; mais l'inflammation des couches plus profondes n'excluant pas celle de la couche épithéliale, ces caractères doivent se retrouver dans le pus de la cystite. On a également signalé dans les urines catarrhales la présence de vibrions auxquels on a voulu faire jouer un grand rôle. L'expérience, en démontrant qu'ils pouvaient exister dans l'urine d'individus sains, a fait justice de cette opinion.

Les symptômes du catarrhe de vessie sont les suivants : douleur et pesanteur au niveau du pubis; douleur lombaire transmise par les nerfs qui se rendent à la vessie, au niveau du col; besoins fréquents, cuisson dans l'urèthre pendant la miction, qui est pénible et difficile ; jet petit, faible; émission en général peu abondante.

Les auteurs ont décrit, comme appartenant au catarrhe vésical, certains symptômes qui dépendent de la cause qui le détermine. La déformation du jet provient d'un rétrécissement de l'urèthre ou d'une hypertrophie prostatique, son arrêt brusque d'un calcul vésical ou de certaines maladies de la prostate; enfin les élancements dans le gland sont un des signes les plus rationnels de la pierre dans la vessie.

Dans le catarrhe de vessie, l'urine est acide au début de l'affection ; elle ne tarde pas à devenir alcaline, à contenir du mucus et du pus. Aussi Dupuytren distinguait-il trois espèces de catarrhe, le muqueux, le mucoso-purulent et le purulent. M. Mercier a même cru devoir en ajouter une quatrième, le catarrhe glaireux, les glaires étant pour lui du pus décomposé par l'ammoniaque. Ces différents degrés, dans lesquels l'urine exhale une odeur plus ou moins fétide, nous semblent moins importants à connaître que la cause du catarrhe, qui donne des indications plus précieuses pour le traitement. Notons enfin, quoique nous ne voulions pas faire ici d'anatomie pathologique, les bosselures de la muqueuse vésicale, également signalées par M. Mercier, que l'on prend souvent pour des fongus, voire même quelquefois pour des corps étrangers, lors d'une exploration.

L'action déterminante d'une transition brusque de température et surtout du froid humide est indiscutable dans le catarrhe de vessie. On y a même cherché une preuve de la nature catarrhale de cette inflammation. Certaines répercussions diathésiques qui, lorsqu'elles frappent les muqueuses, n'ont pas d'autre forme que la forme catarrhale ont également été invoquées. Mais de toutes les causes qui le déterminent, lorsque toutefois il ne succède pas à une cystite aiguë, les plus fréquentes et les moins discutables sont :

1° La stagnation de l'urine causée par :

Une maladie de la prostate;

Un rétrécissement de l'urèthre;

L'atonie de la vessie.

2° Un corps étranger, soit :

Un calcul venu des reins;

Une pierre qui s'est formée dans la vessie;

Un corps étranger venu de l'extérieur (une sonde à demeure, par exemple),

Quoique l'inflammation occasionnée par ces différentes causes reste souvent limitée à la couche épithéliale, elles donnent également naissance à la phlegmasie des couches plus profondes. Celle-ci peut dans quelques cas aller jusqu'à la perforation de la vessie. Les uretères et les reins eux-mêmes peuvent être enflammés et ulcérés dans les catarrhes anciens.

Le catarrhe vésical exigeant une desquamation incessante de l'épithélium suppose une irritation continue. Cette irritation est occasionnée et entretenue par une urine alcaline ou un corps étranger; d'où l'indication d'extraire le corps étranger ou de modifier l'urine. Lorsqu'un calcul détermine dans la vessie des troubles notables, l'opération est urgente, car plus on attendra, plus les chances de réussite d'une opération s'amoindriront. Il est néanmoins souvent urgent de modifier préalablement la muqueuse vésicale par un traitement approprié. Le chirurgien, en opérant dans de mauvaises conditions, compromet le succès de l'opération et la vie du malade aux instances duquel il cède. Nos maîtres et confrères sont du reste ici plus compétents que nous, car cette modification de la vessie, tant qu'elle renferme un calcul, ne peut être obtenue à Contrexéville, ainsi que nous l'avons dit ailleurs.

Il en est tout autrement lorsque la vessie ne contient pas de corps étranger volumineux : les eaux, en entraînant le mucus, en modifiant l'urine et la muqueuse vésicale, en tonifiant la vessie et lui permettant de se vider plus complétement, amènent des résultats décisifs. Ce fait est du reste reçonnu par tous les auteurs modernes qui se sont occupés des maladies de la vessie et qui ont énuméré l'interminable kyrielle des médicaments mis en usage contre le catarrhe, qui souvent, après avoir résisté à tous, vient céder à l'emploi de la fontaine du Pavillon (voir obs. XVI et suivantes).

INDEX BIBLIOGRAPHIQUE.

RUFUS, *De vesicæ renumque morbis.* — LARBAUD, *Traité du catarrhe de vessie*, Paris, 1812. — NAUCHE, *Des maladies de la vessie*, Paris, 1818. — THALER, *Catarrhe de vessie*, Strasbourg, 1822. — D. BIANCHI, *De cystitide et ischuria*, Patav., 1823.—W. COULSON, *On diseases of the bladder and prostate gland*, London, 1833. — FERRUS, article CYSTITE du *Dictionnaire* en 30 vol. — DESFORGES, *Catarrhe de vessie*, thèses de Paris, 1835, n°s 98, 237, 272, 376; et 1836 n°s 162 et 133; 1837, n°s 24 et 246. — SAINTE-COLOMBE, *Traité de l'inflammation aiguë et chronique de la vessie*, thèse de Paris, 1839, n° 259. — TABOREL, *Caractères anatomiques de l'inflammation aiguë et chronique de la vessie* thèse, Paris, 1840, n° 57. — DEVERGIE aîné, *Catarrhe chronique, faiblesse et paralysie de la vessie*, Paris, 1840. — FASEUILLE, *Essai sur le catarrhe vésical*, Montpellier, 1842. — SEYDEL, *Der Blasencatarrh und seine Behandlung*, Dresden und Leipzig, 1843. — MAX. SIMON, *Recherches sur l'alcalescence de l'urine* (Journal des connaissances médico-chirurgicales, 1843). — CASADO, *Catarrhe chronique de la vessie*, Montpellier, 1844. — SPILEUX, *Id.*, thèse de Montpellier, 1845. — MORDRET, *Observation de cystite chronique* (Rapport de Civiale, *Bull. de l'Académie*, t. XV), 1849-1850. — VIRLET, *Cystite des vieillards*, 1854, thèse de Paris, 245. — F.-J. GANT, *The irritable bladder, its cause and curative treatment*, London, 1859. — BERNADET, *Du catarrhe de vessie chez les femmes réglées*, Paris, 1865. — BOULOUMIE, *Du catarrhe vésical*, etc., thèse de Strasbourg, 1866. — CHALVET, *Sur les altérations des humeurs par les matières extractives* (Mémoires de la Société de biologie), 1867. — JAMAIN, *Manuel de pathologie chirurgicale*, 2e édit., Paris, 1870.

Des autres maladies traitées à Contrexéville.

On rencontre encore dans la station dont nous nous occupons de nombreuses affections des reins; la néphrite chronique, entre autres, a donné lieu à des cures retentissantes, alors que des malheureux arrivés à la source courbés en deux et marchant à grand'peine voyaient au bout de quelques jours de traitement leur taille se redresser.

Les cas d'engorgement prostatique y sont aussi très-fréquemment observés, souvent ils sont accompagnés d'une cystite chronique, et alors l'action de l'eau sur la muqueuse vésicale permet d'expliquer l'amélioration qui survient généralement. Il est néanmoins hors de doute qu'après l'emploi des diverses applications tant internes qu'externes de l'eau du Pavillon, les engorgements prostatiques subissant une modification, comme cela est arrivé, par exemple, à un de nos confrères de la Meuse en 1863, qui, après avoir passé de longues années alité pour une affection grave de la prostate, a pu au bout de deux saisons reprendre l'exercice de sa profession.

L'ensemble du traitement hydro-minéral a donné également d'excellents résultats dans de nombreux cas de prostatorrhées et a ramené, ainsi que l'a observé notre confrère Legrand du Saulle, chez les malades qui en étaient atteints les facultés viriles, qui souvent, malgré un âge peu avancé, avaient complétement disparu. Il nous a été également donné d'observer plusieurs cas de blennorrhagies très-anciennes et en quelque sorte abandonnées à elles-mêmes par des malades qui avaient renoncé à tout traitement; la modification subie par l'ensemble de la muqueuse des voies urinaires en a souvent amené la guérison après la cure hydro-minérale.

Celle-ci est d'une utilité incontestable après une opération de lithotritie : elle détermine l'expulsion des petits fragments qui peuvent avoir échappé à l'opérateur, et contribue à ramener le réservoir urinaire à l'état normal.

Enfin on a vu dans la statistique que nous avons donnée au commencement de ce chapitre figurer un certain nombre de *maladies du foie*. Les eaux de Vichy, si fréquentées pour ces affections, sont loin d'être toujours souveraines. Celles de Contrexéville ont, dans certains cas où les premières avaient échoué, donné des résultats décisifs, et nous allons pour preuve en rapporter plus loin un exemple frappant (voir obs. XX). A quelles formes convient donc cette station? C'est ce que notre expérience personnelle ne nous permet pas encore de dire, les observations que nous avons recueillies sur ce sujet n'étant pas assez nombreuses. Nos confrères qui ont écrit sur Contrexéville se sont bornés à signaler brièvement les bons résultats qu'ils avaient été appelés à constater dans ce cas, et cela seulement depuis quelques années; aussi renverrons-nous nos conclusions à une publication ultérieure.

CHAPITRE III

FAITS CLINIQUES.

OBSERVATION I.

Goutte et gravelle chez un docteur en médecine, qui a lui-même résumé son observation.

M. le docteur Palanchon est un homme de cinquante ans, robuste et bien constitué. Il s'est rendu à Contrexéville pendant les deux années 1868 et 1869, et a bien voulu nous donner une brève description de son état avant et après sa cure hydro-minérale. Nous allons la transcrire sans y rien changer, pour laisser à ses assertions toute leur valeur.

Deux accès de goutte de six mois chacun en 1849 et 1853. Pendant le dernier, colique de douze heures avec expulsion d'un gravier d'acide urique.

Depuis cette époque, coliques fréquentes jusqu'à trois par an, plusieurs de plus de cinquante heures, expulsion de graviers nombreux, d'un à six par colique. Urines boueuses, ressentiments fréquents de goutte dans les articulations, mais sans être arrêté. Régime sévère pendant plusieurs années ayant amené un état aménique.

Saison à Contrexéville en 1868.

Depuis cette époque, régime tonique et fortifiant, viandes noires et blanches, vin, café. Pas une seule colique, urines claires et limpides, articulations moins roides.

Saison à Contrexéville en 1869.

Malgré la quantité d'eau absorbée, les bains et les douches, à peine une petite pincée de sable rouge. Par conséquent, cure considérée comme radicale. PALANCHON, D. M. P.

Contrexéville, 9 juillet 1869.

Sans être aussi optimiste que notre honorable confrère, on ne saurait nier qu'il a retiré dès sa première saison les résultats les plus décisifs. L'état anémique auquel il fait allusion était tel, qu'il dut renoncer en partie à l'exercice de sa profession. Son exemple nous prouve que, si l'on peut par un régime sévère prévenir ou retarder suivant les cas l'invasion de la goutte chez ceux qui en sont menacés, ce n'est pas toujours sans danger pour la santé générale et qu'il est de beaucoup préférable d'y associer un traitement aussi rationnel que celui des eaux minérales, qui n'excluent pas les indications de l'hygiène, mais en rendent l'observation plus facile. Ce fait démontré de plus les propriétés tonifiantes des eaux de Contrexéville. Car, dans ce cas spécial, nous ne doutons pas que des eaux minérales bicarbonatées sodiques n'eussent eu un résultat diamétralement opposé à celui que nous venons de constater.

OBSERVATION II.

Gravelle urique. — Coliques néphrétiques nombreuses. — Trois saisons à Contrexéville. — Disparition des coliques dès la première saison.

M. Paul X***, âgé de trente-huit ans, est d'une bonne constitution et d'un tempérament sanguin. Les parents de M. X*** n'avaient ni goutte ni gravelle, mais son grand-père était goutteux. A l'âge de vingt-trois ans, il eut une première crise néphrétique qui dura vingt minutes ; trois ans plus tard une seconde d'une demi-heure. Il ne remarqua point s'il rendit ou non quelque gravier à la suite de ces crises. Mais après une troisième survenue deux ans plus tard et qui dura près de quatre heures, il rendit un gravier du volume d'un pois. Il eut encore une autre crise, de six heures, puis en 1864 une cinquième très-violente qui se prolongea pendant dix heures et demie et fut suivie d'une hématurie assez abondante. Il n'observa point de gravier. Enfin en 1865, il vient faire une première saison à

Contrexéville pendant laquelle il ne rendit que du sable rouge. En 1866 une cholérine assez violente le retint à Paris et l'empêcha de revenir comme il en avait l'intention. En 1867, il fit une seconde saison également suivie de l'émission non douloureuse de sable urique, et enfin en 1869 nous avons pu voir M. Paul X***, qui depuis cinq ans ne souffre plus des reins et se trouve dans l'état de santé le plus satisfaisant. Il n'est d'ailleurs revenu, dit-il, que par précaution.

Il nous serait facile de citer de nombreux exemples de tout point semblables à celui-ci, qui est en quelque sorte le type de l'histoire du graveleux à Contrexéville. Nous ne parlons bien entendu que de la gravelle urique. Il est évident qu'il y a dans l'action de l'eau autre chose qu'un simple lavage auquel certains auteurs veulent borner le rôle de la source du Pavillon, et que sans nier l'action mécanique que peut avoir une grande masse d'eau qui traverse le rein en un court espace de temps, il faut lui reconnaître un rôle physiologique aussi important qu'utile.

OBSERVATION III.

Gravelle urique chez un asthmatique.

M. X***, âgé de quarante-huit ans, employé, de bonne constitution et de tempérament nerveux, est depuis plusieurs années sujet à des maux de reins et rend par les urines du sable rouge en assez grande quantité. Le père de M. X*** a été opéré de la pierre. — Il se rend à Contrexéville le 5 juillet 1868 et nous remet une note de M. le docteur Bosia, de Passy, qui nous apprend que le malade a été pendant un an atteint d'une névrose du pneumo-gastrique avec toux incessante (diagnostic contrôlé par le docteur Bouley, alors médecin de l'hôpital Necker), et qu'il a été pris peu avant son départ d'accès de suffocation avec gêne énorme de la respiration, qui ne pouvait se faire qu'avec des efforts inouïs. Ces accidents avaient disparu au moment de l'arrivée de ce malade qui vient demander à la source du Pavillon une modification de sa constitution tant au point de vue de la gravelle que des accidents thoraciques auxquels il est sujet. En présence de cet ensemble de symptômes, nous nous bornons à prescrire exclusivement l'ingestion d'eau minérale à dose modérée. Le malade supporte très-bien cette cure et ressent l'effet diurétique et laxatif des eaux sans en éprouver la moindre fatigue. Les sables ont disparu au bout de quelques jours et la gêne de la respiration n'a pas reparu. Le 10 juillet 1869, M. X*** vient faire à Contrexéville une visite de reconnaissance. Il n'a pendant tout l'hiver ressenti la moindre gêne du côté des organes respiratoires et n'a plus vu de graviers dans ses urines.

Cette observation, comme celle qu'on lira plus loin (obs. V), nous montre combien les manifestations thoraciques chez des graveleux sont loin de contre-indiquer l'emploi des eaux de Contrexéville. Nous pourrions multiplier les exemples, si nous ne craignions de fatiguer nos lecteurs. C'est ici surtout qu'il ne faut plus limiter l'effet de ces eaux à une action purement mécanique, et l'on voit du reste, au fur et à mesure qu'on étudie les faits cliniques, combien cette opinion est peu soutenable.

Nous allons du reste citer un autre fait où l'action dynamique des eaux ne saurait être non plus invoquée.

OBSERVATION IV.

Diathèse urique. — Dyspepsie flatulente et douloureuse. — Guérison.

M. J. X***, jeune homme d'apparence chétive et malingre, nous est adressé par le docteur Le Bele, du Mans, avec les renseignements suivants : M. J. X***, âgé de trente et un ans, est atteint de dyspepsie flatulente et souvent douloureuse avec crampes. Il se plaint de douleurs lombaires et les urines contiennent de temps en temps une quantité notable d'acide urique.

La névrose d'estomac de M. J. X*** est surtout caractérisée par l'inappétence et la soif. M. J. X***, qui accompagne son oncle à Contrexéville, pourra aussi faire son profit de ces eaux. Nous eûmes occasion de vérifier *de visu* les renseignements qu'avait bien voulu nous transmettre notre confrère, car, ayant pris nos repas pendant quelques jours dans le voisinage de M. X***, nous vîmes que ce malheureux jeune homme ne touchait à aucun des aliments qu'on lui présentait, fait d'autant plus facile à remarquer que l'appétit des buveurs n'est que trop développé à Contrexéville. M. X***, auquel nous fîmes boire progressivement une huitaine de verres d'eau chaque matin, dose que d'ailleurs son estomac supporta parfaitement, n'eut bientôt rien à envier à ses voisins. Nous adjoignîmes à l'ingestion de l'eau des douches froides générales et en particulier un jet de pluie très-fine sur la région épigastrique dont le malade se trouva très-bien, et à la fin de son séjour, s'il étonnait encore ses voisins, c'est par un appétit exagéré qui lui permit par la suite de recouvrer des forces et la santé, ainsi que cela m'a été affirmé par son oncle, l'année suivante, car M. J. X*** n'a pas eu besoin de recourir de nouveau à la source du Pavillon. Les sables uriques qu'il avait l'habitude d'expulser avec les urines furent éliminés encore pendant quelque temps après la saison, et depuis ils n'ont plus reparu, non plus que les maux de reins dont souffrait le malade avant sa visite à Contrexéville.

Nous regrettons de n'avoir eu qu'un seul fait de ce genre à observer. Mais l'exemple de M. J. X*** est trop encourageant pour ne pas être suivi, et nous espérons pouvoir plus tard porter à la connaissance de nos confrères un dossier plus nombreux de cas analogues qui nous permettront, en étendant le cercle d'action de nos eaux, de rendre des services qui lui attirent encore plus de droits à la reconnaissance des malades intéressés.

OBSERVATION V.

Gravelle urique chez un sujet très-nerveux.

M. X***, négociant, âgé de quarante-six ans, de tempérament nerveux et de bonne constitution, nous est adressé le 10 juillet 1868 par le docteur Gromier, de Lyon, qui, en nous recommandant ce malade, nous le donne comme extraordinairement nerveux. M. X*** a eu deux coliques néphrétiques, une en mars 1867, la dernière toute récente. — Il a, dit-il, les bronches très-susceptibles et la vessie plus susceptible encore, car quoique ayant des urines parfaitement limpides, il est assez fréquemment réveillé la nuit par des besoins d'uriner. Le traitement hydro-minéral est commencé le 12 juillet 1868, et après quelques jours nous pouvons adjoindre au traitement interne un traitement externe consistant en douches tièdes et bains alternés qui est très-bien supporté par le malade pendant trois semaines que dure la cure hydro-minérale.

M. X*** revient en juillet 1869 et nous raconte qu'il a passé un hiver excellent et se sent mieux sous tous les rapports, suivant ses propres expressions. Il n'a pas eu de colique et a rendu sans douleur une certaine quantité de sable. Il ne s'est plus réveillé la nuit pour uriner, et l'état de ses bronches a été aussi satisfaisant que possible.

On sera tenté, en lisant cette observation, de nous accuser d'imprudence pour avoir fait usage des douches chez un malade présentant une aussi grande susceptibilité des bronches. Mais nous dirons que nous ne l'avons entrepris qu'avec les plus grands ménagements et en commençant seulement par des douches presque chaudes de quelques minutes, ce qui nous a permis d'arriver à en diminuer la température, augmenter la durée. Nous avons cru devoir y avoir recours pour faire disparaître les maux de reins qui persistaient, et l'événement est venu d'ailleurs nous donner pleinement raison.

OBSERVATION VI.

Gravelle et goutte. — Coliques néphrétiques nombreuses et douloureuses.

M. X***, de Reims, âgé de quarante-sept ans, souffre depuis quatre ans de coliques néphrétiques très-douloureuses, dont l'une survenue en 1866 a duré cinquante-deux heures. Il a fait chez lui usage de l'eau du Pavillon, sans résultat appréciable. Le docteur Leclerc l'engagea à venir à Contrexéville, où ce malade fit en juin 1867 sa première visite. Aussitôt après l'ingestion de l'eau prise à la source et l'emploi de douches lombaires, l'émission des graviers eut lieu en telle quantité, que le malade en urinait, suivant son expression, des chapelets, variant du volume d'une lentille à celui d'un gros pois. Pendant la durée de cette cure, M. X*** souffrit de douleurs rénales d'assez faible intensité, puisqu'elles ne l'alitèrent pas un instant.

Il but jusqu'à douze verres par jour d'eau de la source du Pavillon. Dans le mois qui suivit son retour à Reims, M. X*** éprouva trois coliques néphrétiques violentes, aussi maudissait-il Contrexéville. Elles déterminèrent l'expulsion de plusieurs graviers du volume d'un petit noyau de datte. Après cette élimination, toute douleur cessa et aujourd'hui (juin 1869) M. X*** ne rend plus que du sable rouge très-fin.

M. X*** était également sujet à de violents accès de goutte qui duraient plusieurs semaines et même plusieurs mois. Ils ont diminué de fréquence, d'intensité et de durée, car au bout de quelques jours le malade en est maintenant débarrassé.

Nous voyons chez ce malade les effets consécutifs se manifester par une poussée énergique du côté des voies urinaires. Nous aurons occasion d'en voir d'autres exemples plus loin. Notons néanmoins que c'est le plus souvent dans le premier mois qui suit la saison que ces effets se produisent, et cette observation en est une preuve.

OBSERVATION VII.

Gravelle urique. — Amélioration par l'eau de Contrexéville, tant dans l'état local que dans l'état général.

M. X***, homme de cinquante-deux ans, d'un assez bon tempérament et de constitution affaiblie, nous est adressé par M. le docteur Herpin, directeur de l'Ecole de médecine de Tours, le 27 juillet 1868, et nous fournit les commémoratifs suivants. M. X***, dont une colique néphrétique survenue huit jours auparavant a déterminé le départ pour Contrexéville, a eu il y a quinze ans une première colique occasionnée, comme la dernière, par un gravier composé exclusivement d'acide urique, et à la suite de laquelle il est allé passer une saison à Vichy; et soit que le traitement qu'on lui fit suivre fût trop énergique, soit que les eaux ne lui convinssent pas, il en ressentit une violente atteinte dans sa santé générale.

Le malade a été tellement éprouvé par cette cure, que, dit-il, il s'en ressent encore. Il put néanmoins pendant vingt et un jours faire usage de l'eau de la source du Pavillon, qu'il but progressivement jusqu'à dix verres par jour, et supporter sans fatigue un traitement externe de douches et de bains alternés. M. X*** revint en juillet 1869. Il n'a pas souffert des reins de toute l'année, pendant laquelle il a d'ailleurs à différentes reprises fait usage de l'eau à domicile. Il n'a pas rendu de sables. Sa santé générale s'est améliorée, et s'il vient faire cette seconde saison, c'est seulement pour mieux asseoir la guérison et encore plus pour demander aux eaux de Contrexéville de continuer leur action reconstituante si accusée chez lui.

M. X*** est un exemple de ce genre de malades, beaucoup plus nombreux qu'on ne le suppose généralement, qui doivent leur gravelle à une vie trop sédentaire. Outre les employés, à quelque degré de l'échelle administrative qu'ils appartiennent, il comprend encore les ecclésiastiques, qui sont relativement nombreux à Contrexéville, voire même des séminaristes chez lesquels le manque presque absolu d'exercice doit seul être incriminé. Or c'est surtout dans cette classe de malades qu'il y a à redouter la crainte de la cachexie sodique, résultat si redoutable de l'usage inopportun des alcalins, que se montre l'indication de Contrexéville.

En voici du reste un autre exemple chez un malade plus vigoureux, mais ayant également une profession sédentaire.

OBSERVATION VIII.

Gravelle urique. — Colique néphrétique exceptionnellement longue et douloureuse.

M. X***, âgé de cinquante ans, homme robuste et vigoureux, vient à Contrexéville en septembre 1864 pour la première fois. Ce malade a ressenti en 1859 des phénomènes dyspeptiques qui l'ont déterminé à se rendre à Vichy pendant trois années consécutives. A la suite de la troisième saison, il éprouva une anémie des plus caractérisées contre laquelle il dut lutter par un régime tonique et reconstituant. Au mois d'août 1864 survint une colique néphrétique très-pénible qui ne dura pas moins de soixante-quinze heures; nous ne pouvons donner une meilleure idée des souffrances du malade qu'en disant que ses cheveux blanchirent complétement durant cette crise, elle fut suivie de l'expulsion d'un calcul rénal volumineux formé d'acide urique.

Le traitement à Contrexéville, fort bien supporté, détermina une abondante émission de sable rouge et l'usage de l'eau à domicile que fit, sur la recommandation de notre prédécesseur, M. X***, amena également sans douleur une évacuation relativement assez abondante d'acide urique.

Une seconde saison à la source du Pavillon en 1865 confirma l'amélioration qui s'était déclarée tant dans l'état local que dans l'état général, et en 1869 celle-ci ne s'était pas démentie et M. X***, qui faisait à Contrexéville une visite que sa santé était loin de nécessiter, nous a affirmé n'avoir plus souffert ni des reins ni de l'estomac. Il a fait du reste, pendant cet intervalle, usage de l'eau à domicile, mais très-modérément.

OBSERVATION IX.

Gravelle urique. — Évacuation, sous l'influence du traitement hydro-minéral, de plusieurs fragments de calcul de forme bizarre.

M. X***, ancien avoué, âgé de soixante-cinq ans, a une bonne constitution et un tempérament sanguin. Il se rend à Contrexéville le 30 juillet 1869. Ce malade a éprouvé, il y a dix ans, plusieurs hématuries sans douleurs d'aucune sorte qui cédèrent à l'emploi de bains et ne reparurent que l'année, suivante. M. X*** rendit à cette époque, toujours sans douleur, une certaine quantité de sable urique dans ses urines En 1863, il ressentit dans le côté droit, sur le trajet de l'uretère, des douleurs qui, quoique vives, ne rappelaient en aucune façon celles de la colique néphrétique. Elles furent suivies de l'expulsion de deux concrétions uriques du volume d'un petit haricot. En 1865, M. X*** eut de nouvelles hématuries, toujours sans douleurs intenses de rein ni de côté, et rendit du sable et des graviers en assez grande quantité. Il éprouva à cette époque des douleurs au niveau du col de la vessie. Enfin cette année 1869, à la suite de l'expulsion de graviers, il eut une crise de dysurie qui dura cinq jours et depuis ne put faire usage de la voiture sans voir survenir une hématurie. Depuis huit ans, M. X*** se rend tous les ans à Vichy et fait usage aux repas de l'eau des Célestins.

L'urine du malade est claire, les besoins d'uriner fréquents, la nuit surtout, six fois en moyenne. M. X*** ressent impérieusement ce besoin chaque fois qu'il monte un escalier. L'urine est d'ailleurs, dit-il, lente à venir et le jet faible. A part ces troubles du côté des organes urinaires, la santé générale est satisfaisante. L'estomac est bon : on observe seulement une tendance assez marquée à la constipation. Ajoutons que M. X*** s'est toujours refusé et se refuse encore à une exploration de la vessie, bien indiquée cependant par les différents symptômes que nous venons de noter.

Quoique notre malade ne présentât pas le cortége complet des signes rationnels d'un calcul vésical, nous croyions néanmoins à l'existence d'un corps étranger dans le réservoir urinaire et, dans l'impossibilité de nous en assurer directement, nous fîmes commencer à M. X*** un traitement hydro-minéral dans le but de démasquer la présence de ce corps étranger, ainsi que le fait tous les jours la source du Pavillon à l'égard des calculs ignorés ou douteux. Mais, à notre grande surprise, au lieu de voir les symptômes s'accentuer davantage, nous les vîmes diminuer, et tous les deux ou trois jours M. X*** nous apportait non pas des graviers, mais des fragments de calculs de forme bizarre, ronds, lisses, uniformément grisâtres sur une de leurs faces convexes et offrant sur les trois autres, disposées en coin et par conséquent planes, l'indice d'une stratification disposée par couches de nuances diverses.

Tous ces fragments, sortes de segments de sphère, au nombre de six, quoique assez volumineux, étaient rendus sans douleur. Malgré cette disposition, qui avait fait supposer à ceux de nos maîtres ou de nos confrères auxquels nous les avions montrés une lithotritie préalable que le malade ne nous aurait pas voulu avouer, ces calculs étaient composés presque exclusivement d'acide urique d'après la minutieuse analyse que nous en avons faite avec notre confrère le docteur Chalvet, professeur agrégé de la Faculté de Paris, si compétent en pareille matière. Quant à l'idée d'une supercherie de la part du malade, nous ne saurions l'admettre, car nous connaissons personnellement M. X*** en dehors de nos relations médicales.

Nous avons donc cherché une explication à ce fait bizarre, et c'est à M. le docteur Mallez, qui possède une riche collection de calculs, que nous la devons. Notre confrère nous a en effet montré un gravier de tous points semblable au nôtre, provenant d'un malade qui s'était également refusé à exploration, et qui l'avait rendu après l'usage prolongé de différentes eaux alcalines. Ce gravier est seulement beaucoup plus complet, en ce sens qu'on peut le reconstituer et qu'on observe au sommet de chacun de ces petits segments de sphère dont nous avons parlé une cupule qui, si on réunit ces fragments, ce qui est facile, forme une petite loge centrale, qui renfermait un noyau plus dur également d'acide urique. Ce petit noyau qui existe dans la pierre de notre confrère permet d'expliquer, par imbibition et inégale dilatation des couches concentriques de la pierre, l'éclatement de celle-ci dans la vessie. On observe dans celle dont notre malade nous a rendu six fragments une disposition identique seulement, le noyau nous manque, et il a peut-être été rendu antérieurement, car il est difficile de savoir à quelle époque cette rupture a eu lieu chez M. X*** : elle doit être assez ancienne, puisque si sur certains fragments on retrouve une cupule au sommet, sur d'autres l'usure qu'ils ont subie par le frottement pendant un séjour assez prolongé dans la vessie permet à peine de les deviner. Néanmoins ces deux faits sont, on n'en peut douter, identiques. Ils sont, de plus, fort rares et fort curieux. Disons en terminant que M. X*** vit de jour en jour s'amender l'état de ses fonctions urinaires. La miction, plus facile et moins fréquente, n'avait plus lieu qu'une fois seulement, la nuit, les hématuries ne reparurent plus et notre malade put faire sans inconvénient avant son départ deux longues promenades en voiture.

OBSERVATION X.

Gravelle phosphatique. — Calculs rénaux volumineux expulsés à Contrexéville sous l'influence du traitement hydro-minéral.

Mme X***, de B*** (Haute-Marne), jeune femme de vingt-deux ans, est venue faire en 1865 une première saison à Contrexéville et a rendu pendant une cure de vingt jours six calculs du volume d'une grosse amande. Se croyant guérie, cette dame ne revint pas en 1866 et fit usage de l'eau chez elle sans expulser autre chose qu'un peu de sable gris de temps en temps.

En 1867, cette dame vint par précaution faire une demi-saison et permit au docteur Leclerc, qui l'examina minutieusement, de constater que le rein droit était notablement augmenté de volume et très-douloureux à la pression. Il conclut à l'existence d'un corps étranger et ordonna, outre la boisson, l'usage de douches rénales.

La première douche, prise à trois heures de l'après-midi, détermina dans la nuit l'élimination sans douleur de vingt-sept petits graviers blancs grisâtres de forme irrégulière, et dont le volume était en moyenne de la grosseur d'un pois. Les règles étant survenues, l'usage des douches fut suspendu. Trois jours après l'époque menstruelle, une deuxième douche, prise à la même heure, amena vers les six heures du soir une colique néphrétique très-intense. Les douleurs furent calmées au moyen d'un lavement avec 30 gouttes de laudanum. On put alors constater une dilatation énorme de l'uretère au niveau de son origine : la tumeur à laquelle elle donnait lieu semblait être du volume d'une grosse noix.

Le lendemain dès sept heures du matin, la malade fut mise dans un bain et but de quart d'heure en quart d'heure un verre d'eau de la source du Pavillon. A neuf heures, la dilatation siégeant sur le trajet de l'uretère droit semblait parvenue au niveau de son orifice inférieur, et après l'ingestion d'un dernier verre, la malade poussa un cri aigu et dit : « Je viens de sentir la pierre tomber dans la vessie. »

Un dernier verre fut alors administré ; nouveau cri de la malade suivi de la chute dans la baignoire d'un corps grisâtre du volume d'une noix, mais plus allongé, arrondi sur une de ses faces et anfractueux sur l'autre. Les vingt-sept petits graviers rendus la veille semblent en être des fragments.

Cette observation nous montre comment peut se faire à Contrexéville l'expulsion de calculs assez volumineux pour qu'on désespère de les voir sortir par les voies naturelles. Nous ne doutons pas avec notre honorable confrère que les petits graviers rendus d'abord n'aient fait partie intégrante du plus gros et n'en aient été détachés, tant par l'action chimique, que par l'action dynamique de l'eau prise en boisson. Nous serions même dans ce cas très-disposé à croire que, si on n'avait pas sollicité d'une façon aussi énergique par les douches rénales l'expulsion du gros calcul, celui-ci aurait pu subir davantage cette action et voir son volume réduit à des dimensions qui en auraient permis plus facilement la sortie.

OBSERVATION XI.

Gravelle phosphatique. — Coliques néphrétiques très-fréquentes qui cessent complétement après une saison.

Mlle X***, âgée de vingt-huit ans, se présente à nous le 12 juillet 1868 avec toutes les apparences d'une anémie des plus caractérisées. Cette dame vient, sur le conseil de M. le professeur Schützenberger, de Strasbourg, demander aux eaux de Contrexéville un soulagement à des douleurs de reins dont elle souffre depuis 1865. Elles débutèrent à cette époque par une hématurie. Peu après vinrent des coliques néphrétiques assez violentes qui se répétaient tous les dix jours, duraient un ou deux jours et étaient suivies de l'émission de graviers gris peu consistants, mais assez volumineux. Un traitement aux eaux d'Enghien, dirigé contre une affection du larynx, amena Mlle X*** à essayer d'une douche chaude et énergique sur les reins. Dès ce moment, les symptômes, au lieu de s'amender, s'aggravèrent à ce point que les médecins qui soignaient Mlle X*** désespérèrent de la sauver. Je tiens ce détail de l'un d'eux. Les coliques reprirent avec une plus grande fréquence et la malade n'eut un moment de répit que lorsqu'on eut essayé les injections sous-cutanées de chlorhydrate de morphine, qui eurent chez elle un résultat tel qu'elles enlevaient la douleur instantanément ; à tel point qu'un jour elle put, grâce à ce moyen employé au moment où elle allait paraître en public, remplir son rôle comme si rien n'était survenu.

Lorsqu'elle arriva à Contrexéville, cette malade rendait des urines épaisses et fétides qui contenaient du mucus, du sang, du pus et du phosphate ammoniaco-magnésien en abondance. Elles s'améliorèrent d'ailleurs dès les premiers verres d'eau, et Mlle X*** vit son appétit se développer, sa santé générale s'améliorer ; elle put supporter facilement une cure de vingt-cinq jours. Les trois ou quatre selles qu'amenait chaque matin l'ingestion de l'eau ne fatiguèrent nullement la malade, qui quitta Contrexéville dans les conditions les plus satisfaisantes, et sans qu'aucun accident eût été à signaler dans le cours de son traitement.

Le 5 juillet 1867, nous revîmes de nouveau cette dame, dont l'apparence extérieure était cette fois celle d'une santé parfaite. Elle nous avoua ne plus avoir ressenti du côté des reins la moindre douleur, et avoir rendu seulement sans la plus petite colique des graviers blancs grisâtres, mous et friables, de la grosseur d'un pois. Enfin nous ne pouvons donner un meilleur certificat de sa santé qu'en répétant, d'après notre malade, qu'elle dut feindre une maladie pour ne pas aller à la seule répétition à laquelle elle manqua.

Cette observation offre un exemple des bons effets des injections sous-cutanées de chlorhydrate de morphine dans le cas de coliques néphrétiques, et quoique ce moyen ne donne pas toujours des résultats aussi décisifs, nous ne saurions trop recommander en pareille occurence à nos confrères d'en faire au moins l'essai. Nous voyons ensuite de quel secours ont été ici les eaux de Contrexéville chez une malade du rétablissement de laquelle les médecins désespéraient.

OBSERVATION XII.

Goutte datant de vingt-cinq ans. — Essai de différentes stations thermales. — Attaque de goutte viscérale. — Deux saisons à Contrexéville. — Résultats remarquables.

M. le comte de X***, ancien député, âgé de soixante-dix ans et né d'un père goutteux, est depuis vingt-cinq ans sujet à la goutte et a tous les ans plusieurs accès plus ou moins rapprochés et plus ou moins douloureux. Nous ne pouvons retracer ici en détail la marche de ces accès, qui durèrent d'abord quelques jours, puis quelques semaines, et enfin plusieurs mois, et qui, après avoir débuté assez régulièrement par les articulations de l'un ou l'autre pied, envahirent successivement les genoux, les poignets et les coudes. En dehors de ces accès, la santé générale de M. de X***, qui est d'ailleurs d'une vigoureuse constitution, est demeurée bonne, et à part un accident qui, du reste, se rattache à la diathèse goutteuse et sur lequel nous allons revenir; M. le comte de X*** menait une vie relativement assez active, marchant beaucoup à Paris et chassant lorsque la saison le permettait. Cependant, dans ces dernières années, il ne pouvait plus faire de longues marches que sur des terrains plats. La sensibilité des articulations du pied lui rendait la marche pénible sur un sol inégal, et il avait dû, pour ce motif, restreindre son goût pour la chasse, à laquelle il était obligé de renoncer au bout de quelques heures de marche. M. de X*** avait fait depuis 1863 l'essai de différentes stations thermales. Plombières, Schinznach, Cauterets n'avaient amené aucun soulagement dans l'état du malade; bien plus, après cette dernière saison faite en 1866, notre malade eut, dans l'hiver qui suivit, une violente attaque de goutte pendant laquelle survinrent des accidents thoraciques qui mirent sa vie en danger.

Le 25 juillet 1868, M. le comte de X*** se rend à Contrexéville : il a bien supporté le voyage et ne souffre pas des articulations des pieds ni des mains. Nous pouvons y constater, de même que sur le pavillon de l'oreille, quelques tophus plus ou moins volumineux. Dès le lendemain de son arrivée, le malade commence le traitement hydro-minéral consistant exclusivement en boisson, et débute par une dose de trois demi-verres seulement : le cinquième jour, il ressentit dans les articulations des mains et des pieds des douleurs assez vives, mais néanmoins assez tolérables pour qu'il pût continuer son traitement et venir le matin, appuyé sur deux cannes, faire usage de l'eau à la source. Les douleurs disparurent au bout de huit jours, et M. de X*** put quitter Contrexéville dans un état de santé très-satisfaisant. Lorsque notre malade prit congé de nous, nous pûmes, nous fondant sur de nombreux cas analogues, lui présager un hiver meilleur que les précédents, et sinon sans accès de goutte, du moins avec des accès dont l'intensité et la durée seraient amoindries.

Nous reçûmes, en effet, le 20 juin 1869, une lettre de M. le comte de X*** par laquelle il nous apprenait qu'il venait de passer une année sans la plus petite atteinte de goutte, ce qui ne lui était pas arrivé depuis vingt-cinq ans. « Le fond de ma santé, ajoute-t-il dans cette lettre, s'est raffermi, et je constate chaque jour une amélioration telle, que je viens vous demander s'il est utile de retourner à Contrexéville. » Nous dûmes engager M. le comte de X*** à venir confirmer un si brillant résultat, ne pouvant admettre avec lui qu'il était à tout jamais débarrassé d'une affection telle que la goutte. Ajoutons que, sur notre conseil, il avait fait pendant l'année usage à différentes reprises de l'eau transportée, mais sans rien éprouver de particulier.

Le 12 juillet 1869, nous vîmes de nouveau M. de X***, qui nous confirma de vive voix le contenu de sa lettre. Il reprit le même traitement hydro-minéral et en obtint comme l'année précédente un effet purgatif qui se résumait par deux à trois selles chaque matin et vit encore le quatrième jour survenir dans les articulations des deux pieds des douleurs analogues à celles de l'année précédente, mais de moindre intensité, c'est-à-dire qu'elles ne l'arrêtèrent pas un seul instant. Elles disparurent également au bout d'une semaine, et M. de X*** nous quitta de nouveau dans les meilleures conditions de santé.

Nous voyons dans cette observation un exemple d'un fait qui se présente journellement à Contrexéville, je veux parler des douleurs ressenties par les goutteux pendant leur cure; généralement elles se bornent, comme chez ce malade, à une gêne plus ou moins accentuée des articulations atteintes antérieurement par la goutte, que ces douleurs passent successivement en revue. Mais quelquefois l'effet va jusqu'à une véritable attaque de goutte, mais moindre en intensité et en durée que celles qu'éprouve habituellement le malade. Loin d'être d'un pronostic fâcheux, il nous a été donné d'observer, ainsi qu'à tous ceux de nos confrères qui ont exercé à Contrexéville, que cette sorte de poussée articulaire était du plus heureux augure au point de vue de l'effet consécutif des eaux, et c'est en nous basant sur cette remarque que nous avons pu, lors du départ de M. de X*** en 1868, lui promettre une amélioration notable. L'événement est venu, comme on le voit, justifier notre manière de voir.

OBSERVATION XIII.

Goutte chez un enfant de quinze ans.

M. Albert X***, âgé de quinze ans, est fils de goutteux et a accompagné en 1869 son père à Contrexéville pour y suivre lui-même un traitement hydro-minéral. Il a, en janvier 1869, ressenti une attaque de goutte dans le gros orteil droit, qui dura trois semaines. Depuis, dans le courant de l'année, le pied et le genou gauche ont été envahis et ont retenu encore un mois le malade au lit ou à la chambre. Il prit à Contrexéville l'eau du Pavillon en boisson, et la supporta bien : elle lui amena deux selles dans la matinée et détermina l'évacuation d'une certaine quantité de sable rouge dans les urines.

Cette observation, comme toutes les observations prises en 1869, n'est pas complète et ne pourra être complétée que lorsque notre jeune malade pourra nous renseigner sur l'effet consécutif des eaux. Mais si j'ai cru devoir la citer, c'est à cause de l'âge du jeune goutteux. Le docteur Hervez de Chezoin a en effet dit, dans une note lue à la Société médicale des hôpitaux dans sa séance du 28 mai 1869 : « La goutte est exclusive à l'âge adulte et aux vieillards, un enfant affecté de la goutte serait une singularité qui surprendrait tous les médecins. » Or je ne crois pas que l'on puisse refuser à notre malade le triste privilége d'être goutteux et franchement goutteux. J'ai eu d'ailleurs occasion de voir d'autres cas de goutte chez des enfants, et je les ai rapportés dans une note publiée par l'*Union médicale* à la fin d'août 1869. Quant au docteur Legrand de Saulle, qui nous a précédé à Contrexéville, voici ce qu'il écrit dans une brochure intitulée *Huit Années de pratique médicale à Contrexéville,* publiée en 1865 :

« En huit ans, j'ai donné des soins à seize enfants de cinq à treize ans : neuf avaient la gravelle, trois la gravelle et la goutte et quatre la goutte. M. Civiale pense que la gravelle passe habituellement inaperçue dans l'enfance, et que c'est là ce qui pourrait expliquer sa rareté. »

L'existence de la goutte chez les enfants ne peut donc, on le voit, être mise en doute. Quant à la gravelle, nous la voyons si souvent être méconnue pendant quelque temps chez les adultes, que l'assertion de notre regretté maître M. Civiale n'a rien qui doive surprendre, car on cherche généralement encore moins chez les enfants à incriminer la gravelle des souffrances qu'elle peut leur occasionner.

OBSERVATION XIV.

Goutte très-ancienne. — Déformations articulaires nombreuses et profondes.

M. X***, homme de cinquante-cinq ans, est goutteux depuis 1835. Du reste, le père, le grand-père, la mère et la grand'-mère maternelle de M. X*** étaient goutteux Il avait au début de chaque année un seul accès plus ou moins long. Il fit à cette époque une saison à Bagnères-de-Luchon, qui n'amena aucun résultat. Depuis, M. X*** passa en revue tous les moyens de traitement connus, même les plus empiriques, et dut les abandonner sans avoir vu s'arrêter les progrès de sa maladie, qui lui fait depuis six ans garder pendant sept à huit mois consécutifs le lit ou la chambre, et ne lui laisse que peu de répit, car il a, dit-il, la goutte presque toute l'année.

C'est dans ces conditions qu'au mois d'août 1868 M. X*** se rend pour la première fois à Contrexéville. Il ne marche qu'avec la plus grande peine au moyen de deux béquilles et d'un bras qui assure son équilibre. Toutes les articulations sont plus ou moins ankylosées ; le tronc est fléchi sur le bassin, la jambe sur la cuisse, les mains profondément déformées, couvertes de tophus qui, ainsi que ceux du pied, donnent de temps en temps issue à de l'urate de soude. Aucun des doigts n'a conservé ses mouvements, à ce point que ce n'est qu'à grand'peine que M. X*** peut porter les aliments à sa bouche. Toutes les articulations, même les articulations sacro-vertébrales, sterno-claviculaires et temporo maxillaire droite ont été envahies. Malgré ces nombreuses infirmités, le moral de notre goutteux n'est pas trop affecté et son estomac est meilleur qu'on ne serait en droit de le supposer. Il put même, quoiqu'il ne prît aucune espèce d'exercice autour de la source qu'il gagnait à grand'peine, boire sans le moindre inconvénient de quart d'heure en quart d'heure un grand verre d'eau, et cela pendant deux heures. Il obtint pendant cette première saison un effet purgatif très-accentué et eut jusqu'à cinq selles chaque matin. Il éprouva aussi dans toutes ses articulations malades les douleurs caractéristiques dont nous avons parlé, mais relativement avec peu d'intensité, car il put continuer sa cure sans encombre.

Le 25 juin 1869, nous revoyons M. X*** toujours avec ses béquilles, mais, suivant lui, avec plus de force et de facilité dans la marche. Mais ce qui surtout mérite d'être noté, c'est qu'il n'a eu pendant toute son année que trois accès de goutte, l'un de vingt, l'autre de quinze et le troisième de dix jours, ce qui, comparé à ses hivers précédents, est déjà un résultat remarquable. Il prit, comme l'année précédente, l'eau du Pavillon à la même dose ; l'effet purgatif fut moindre, car il n'eut chaque matin que deux à trois selles au plus. Mais vers le quinzième jour du traitement, il fut pris de douleurs beaucoup plus vives qu'en 1868, surtout à l'épaule et au coude du bras droit. Néanmoins ce petit accès dura peu et n'empêcha pas M. X*** de terminer sa saison et d'en constater les bénéfices, car lorsque huit jours après il vint prendre congé de nous, il avait, à 200 mètres de notre porte, abandonné ses béquilles et vint lentement, c'est vrai, mais sans aide, nous faire sa visite d'adieu.

Nous avons cru devoir porter à la connaissance de nos confrères l'histoire de ce malade, quoiqu'elle ne soit point terminée, parce que, lorsqu'un goutteux est arrivé à la période qu'avait atteinte M. X***, il est rare que l'on espère obtenir les résultats que nous avons atteints, et qui, j'espère, ne se borneront pas à ceux déjà obtenus. Nous ne voulons pas avancer que M. X*** recouvrera les mouvements dans des articulations aussi profondément atteintes que les siennes. Mais ne fût-ce que par les résultats qu'elle a déjà amenés, la médication hydro-minérale aurait droit à la reconnaissance du malade et du médecin. Ce cas n'est évidemment pas isolé. Nos prédécesseurs pourraient certes en citer de nombreux exemples que nous regrettons de ne pas leur avoir vu publier en détail, car les faits cliniques sont malheureusement difficiles à recueillir complétement dans les stations thermales et à Contrexéville en particulier.

OBSERVATION XV.

Catarrhe vésical datant de plusieurs années. — Accidents aigus très-pénibles. Guérison après une saison.

M. X***, négociant, âgé de quarante ans, d'un tempérament nerveux et impressionnable, nous est adressé, le 17 juin 1868, par M. le docteur Bosia, de Passy, qui nous apprend que ce malade vient demander à Contrexéville du soulagement à un catarrhe vésical datant de plusieurs années, et qui est très-rebelle aux moyens mis en œuvre pour le combattre.

Le malade a, en outre, depuis un an, des crises très-douloureuses qui reviennent tous les quinze jours et le forcent à s'aliter. Le moral est fort impressionné et c'est avec des larmes dans les yeux que M. X*** nous expose son état. Il urine assez fréquemment et surtout avec les plus vives douleurs; aussi, pour rendre l'impression qu'il ressent pendant la miction, nous dit-il qu'il urine des larmes de feu.

L'urine ne contient que du mucus et une quantité peu abondante d'acide urique.

Au bout d'un traitement de vingt et un jours pendant lequel l'eau est bue à doses modérées, car le malade n'atteignit la dose maximum qu'après une période ascendante assez prolongée, M. X***, qui avait pris aussi quelques bains d'une heure alternant avec des bains de siége à eau courante de dix minutes, et qui avait d'ailleurs très-bien supporté l'eau minérale, tant intérieurement qu'extérieurement, ne constata pas, à son grand regret, une amélioration aussi décisive qu'il l'avait espéré, et quoique ses urines fussent redevenues limpides, il semblait désespérer de sa cure.

Le 22 juin 1869, M. X*** revient à Contrexéville et son état est si satisfaisant, qu'il ne voit cette fois aucun médecin et dirige a cure thermale lui-même. Je dus donc aller lui demander les résultats qu'il avait retirés de sa saison précédente, et il m'avoua que les difficultés de la miction avaient peu à peu diminué, qu'elles avaient complétement disparu au bout d'un mois, qu'il n'avait pas souffert de tout l'hiver et qu'il ne venait à Contrexéville que par reconnaissance. Il eut la sagesse de ne pas faire d'imprudence et le bonheur de ne pas avoir à se repentir comme tant d'autres, dont nous citons plus loin quelques exemples, d'avoir voulu diriger lui-même son traitement.

Cette observation montre combien, dans les cas de catarrhe vésical même avec accidents aigus, l'action de l'eau du Pavillon est rapide et souveraine, alors même que la série si nombreuse des moyens classiques a échoué. Ainsi voici une affection ancienne et douloureuse qui disparaît après une seule saison de vingt et un jours. Ce résultat, qui ne saurait être pris comme règle absolue, est cependant très-fréquent à Contrexéville, et ne saurait être trop porté à la connaissance de nos confrères qui luttent si longtemps et quelquefois si vainement contre les inflammations chroniques de la vessie.

OBSERVATION XVI.

Catarrhe vésical ayant résisté à de nombreux traitements. — Effets remarquables de deux saisons à Contrexéville.

M. X***, avocat, âgé de trente ans, est tuberculeux, son père a d'ailleurs succombé à la même affection. Il est, en outre, atteint d'un catarrhe vésical et nous donne, tant sur cette affection que sur ses antécédents, les renseignements circonstanciés que nous allons retracer :

M. X*** fut pris en 1864 d'une crise du côté des voies urinaires avec douleurs dans la miction, urines chargées, etc., qu'il ne peut rattacher à aucune cause vraisemblable et qui céda à l'emploi de l'eau de bourgeons de sapin en boisson. Peu après, s'étant refroidi à la chasse, il vit survenir un accès de fièvre et une recrudescence de la maladie, avec des douleurs plus vives, des urines charriant du sang et du pus. Il obtint une légère amélioration de l'application de douze sangsues au périnée et se rendit, pour améliorer sa santé, pendant l'hiver de 1865, à Amélie-les-Bains.

Il fit usage de bains et d'eau de la source des Dames en boisson, et obtint une notable amélioration dans son état général, mais il était pris fréquemment, et surtout chaque fois qu'il sortait du bain, de crises très-douloureuses de ténesme vésical. Il fit dans l'automne de cette même année 1865 une saison à la Preste, sans obtenir aucun effet appréciable. Au mois d'avril 1866, il se rendit de nouveau à Amélie et, soit qu'il se fût refroidi, soit que cette seconde saison ne lui convînt pas, il vit l'état de sa vessie s'aggraver. Il employa des injections d'eau de goudron et de café et se sentit momentanément soulagé. — En octobre 1866, à la suite de chagrins violents et d'émotions fort pénibles, il vit son état empirer de telle façon qu'il dut passer une grande partie de l'hiver au lit. On employa, entre autres moyens, le bromure de potassium, des frictions avec le chloroforme, la jusquiame, la ciguë, des applications d'essence de menthe, de térébenthine, d'éther acétique, etc.; enfin le malade passa en revue tous les moyens usités, on lui fit également, après chloroformisation préalable, des injections d'eau chlorurée au moyen de la sonde à double courant, mais il ne put les supporter et ressentait, du périnée jusqu'au gland, des élancements intolérables. Enfin il se vit dans une position désespérée.

C'est dans ces conditions qu'en août 1867 M. X*** arriva à grand'peine à Contrexéville. Il urinait alors cent cinquante fois par jour environ. Il vit néanmoins sous l'influence d'un traitement méthodique son état s'améliorer, mais lors de son départ il etait presque revenu au point primitif. Il se rendit à Paris, consulta le docteur Ségalas, qui l'explora avec le plus grand soin, ne trouva aucun corps étranger dans la vessie, lui fit deux injections au nitrate d'argent et prescrivit de nouveau au malade l'usage de bains, de graine de lin et de térébenthine. L'hiver se passa sans grande amélioration, et en juillet 1868 M. X*** revint à Contrexéville, où il fit une saison de quinze jours. Il but l'eau à très-faible dose et prit quelques bains de siége seulement. Comme la première année, il y eut une légère amélioration. Mais un mois après son retour dans ses foyers, il vit survenir une amélioration qui surprit tout le monde; il urinait alors normalement, à ce point que, si à la suite d'un nouveau refroidissement pris au printemps M. X*** n'eût pas eu une légère rechute, nous ne l'aurions plus revu à Contrexéville, où il vint en 1869 confirmer sa guérison.

Nous croyons devoir rapprocher ce malade de ceux très-nombreux qui voient, sous forme d'une crise survenant le plus souvent entre le quinzième et le soixantième jour qui suivent la saison, se manifester les effets consécutifs de leur cure hydro-minérale. Cette crise, dont nous avons parlé, est ordinairement plus nettement accusée que chez M. X***; nous citons d'ailleurs plus loin quelques exemples qui peuvent servir de types. Cette crise est toujours suivie d'une amélioration très-notable et souvent d'une guérison radicale. Elle ne se déclare pas toujours, nous le verrons, après une première saison, et cette observation en est un exemple.

OBSERVATION XVII.

Atonie vésicale. — Conjonctivite chronique. — Emploi de l'eau de la source du Prince comme collyre.

M. X***, négociant, âgé de soixante-deux ans, est d'un tempérament nerveux et d'une bonne constitution. Il éprouve depuis trois ans des troubles dans la miction, consistant en une certaine difficulté d'accomplir cette fonction lorsqu'il ne satisfait pas immédiatement au besoin d'uriner, et en un sentiment de cuisson dans le canal de l'urèthre pendant et après la miction; de plus, malgré tous ses soins, M. X*** ne peut s'empêcher de tacher son linge après avoir uriné. Le jet est d'ailleurs relativement assez vigoureux ; l'urine, sensiblement normale, ne contient ni mucus, ni pus, ni spermatozoaires. Pendant le jour, M. X*** n'urine que toutes les deux heures et la nuit une fois seulement. Il a été un an environ, avant son arrivée à Contrexéville, pris après un repas copieux d'une rétention d'urine qui a nécessité le cathétérisme.

M. X*** est en outre atteint d'une conjonctivite chronique avec affaiblissement très-notable de la vue. Il ressent très-manifestement, le soir surtout, la sensation de sable dans l'œil et ne peut lire plus d'un quart d'heure de suite. Il lui devient alors impossible de continuer la lecture commencée. Il en attribue la cause à de longues séances de travail à la lumière du gaz. La conjonctive oculaire est injectée et la conjonctive palpébrale, surtout au niveau du bord libre des paupières, est légèrement œdématiée. Cet état dure déjà depuis plusieurs années et a même en partie été cause que M. X***, homme très-actif pour son âge, a renoncé aux affaires.

C'est dans ces conditions qu'il se présenta à nous le 19 juin 1869. Nous lui prescrivions l'eau de la source du Pavillon en boisson, des douches froides portées de cinq à dix minutes sur le périnée et la région hypogastrique, et deux fois par jour des bains d'yeux avec l'eau de la source du Prince.

Le 10 juillet, M. X*** vient prendre congé de nous et résume ainsi son état. Il ne souffre plus en urinant, ne tache plus son linge et ne ressent plus le soir la fatigue qu'il éprouvait dans les yeux. Il peut du reste lire sans difficulté une heure de suite.

Laissons de côté dans cette observation ce qui touche à l'affection des voies urinaires, car nous pourrions énumérer de nombreux exemples de guérison dans des cas beaucoup plus compliqués ; nous parlerons du traitement de la conjonctivite chronique par l'eau de la source du Prince. Cette source jouissait, trente ou quarante ans avant la découverte faite par le docteur Bagard, en 1759, des propriétés qui amènent aujourd'hui de si nombreux malades à Contrexéville, d'une grande réputation pour le traitement des affections de l'appareil oculaire. Tous les habitants de la contrée qui avaient des maux d'yeux venaient se bassiner les paupières à Contrexéville et emportaient de l'eau dont ils se servaient comme collyre. Depuis, quoique cet usage se soit encore en partie perpétué parmi eux, aucune observation médicale ou aucune recherche dans ce sens n'a encore été publiée. Nous pensons donc, en faisant connaître le seul cas où il nous a été donné d'user de l'eau du Prince en collyre, rendre service à nos confrères de Contrexéville et les encourager à nous aider dans la recherche des propriétés de nos sources.

OBSERVATION XVIII.

Catarrhe vésical. — Hypertrophie prostatique. — Dyspepsie.

M. X***, de Valparaiso (Chili), âgé de soixante ans, d'une constitution affaiblie, est venu chercher en France un soulagement à un état dont un si long voyage entrepris dans le but exclusif de se guérir explique suffisamment la gravité. Il se présente à nous, le 18 juin 1869, porteur d'une lettre de M. le docteur S. Duplay, chirurgien des hôpitaux de Paris, dans laquelle celui-ci nous apprend que M. X*** a eu à plusieurs reprises des coliques néphrétiques et rend habituellement des graviers d'acide urique. Il possède une prostate énorme, et l'examen avec la sonde, en démontrant qu'il n'existe pas de pierre dans la vessie, permet de constater un état variqueux et fongueux du col qui explique les hématuries survenues à diverses époques, et quoique le malade, qui a depuis quelque temps notablement maigri, présente un facies pâle et même verdâtre, notre honorable confrère ne croit point à une dégénérescence. Du reste, la famille de M. X***, qui l'a accompagné, a un teint qui se rapproche sensiblement du sien et qui doit être rapporté à leur origine étrangère. Le malade a difficilement supporté le voyage et nous devons différer pendant quelques jours le traitement hydro-minéral pour lui permetttre de le commencer sans danger. Il éprouve des douleurs gravatives dans la région périnéale, des besoins d'uriner fréquents ; la miction est accompagné de cuisson dans l'urèthre. L'urine contient un abondant dépôt de muco-pus. De plus, M. X***, dont l'affection remonte à douze ans, a suivi dans son pays divers traitements, et a entre autres fait pendant trois années consécutives, usage de capsules de copahu, et depuis cette époque les fonctions de l'estomac sont assez profondément troublées, le malade se préoccupe vivement de son état, et c'est, on le voit, sur un bien mauvais terrain que nous allons expérimenter les vertus curatives de la source du Pavillon.

Le 22 juin, nous commençons l'usage de l'eau en boisson à faibles doses et nous arrivons, en fractionnant, à faire boire environ un litre d'eau chaque matin à notre malade. A l'usage interne nous adjoignons bientôt celui de douches froides périnéales d'abord très-courtes et alternant de deux jours, l'un avec un bain tiède d'une demi-heure ; puis, lorsque nous croyons pouvoir obtempérer aux instances du malade, qui se trouve fort bien des douches, nous nous bornons exclusivement à ce moyen mis chaque jour en usage et prolongé davantage. L'eau est tant à l'intérieur qu'à l'extérieur fort bien supportée, à part une légère purgation chaque matin qui ne fatigue du reste en rien M. X***. La miction, fréquente comme toujours pendant la séance du matin devient de jour en jour plus facile, et lorsque le 12 juillet M. X*** quitte Contrexéville, non-seulement il urine sans douleur et moins fréquemment, mais l'estomac a repris ses fonctions régulières et le malade a bon appétit et digère très-facilement, ce qui ne lui était pas arrivé depuis longtemps. Ses forces reviennent de jour en jour et son état général s'est notablement amendé.— L'urine, quoique contenant encore une faible quantité de mucus se rapprochant sensiblement par ses qualités de l'urine normale.

Lorsque les troubles de l'estomac sont liés de près ou de loin à la diathèse urique ou lorsqu'une autre cause, comme ici, par exemple, l'abus du copahu, est venue les occasionner, l'eau de Contrexéville peut rendre des services éminents, et son effet à cet égard n'est pas aussi connu qu'il devrait l'être; car, si nous n'avons pu constater souvent chez les nombreux goutteux et graveleux que nous avons eu occasion d'y voir les perturbations de la digestion dont parlent les auteurs, il n'en est pas moins vrai que lorsque nous avons eu occasion de les rencontrer, les résultats que nous avons obtenus du traitement hydro-minéral ont été des plus satisfaisants.

OBSERVATION XIX.

Hypertrophie prostatique. — Constipation opiniâtre. — Résultats décisifs de la première saison.

M. X***, âgé de quarante-cinq ans, juge de paix dans les Ardennes, homme d'apparence chétive et d'une constitution débilitée, se rend à Contrexéville le 30 mai 1868.

Il souffre, nous dit-il, d'une affection de la vessie qui semble devoir remonter à cinq ans et pour laquelle il a essayé sans succès divers traitements et en dernier lieu plusieurs cautérisations du col de la vessie qui n'ont amené aucune modification dans son état. Quant aux symptômes qu'il éprouve, ils consistent en pesanteur au périnée, gêne et même douleur pendant la miction, qui est fréquente, sans pouvoir en évaluer le nombre, pendant le jour; le malade le fixe à cinq ou six fois par nuit; elle est d'ailleurs toujours difficile. M. X*** est sujet à une constipation opiniâtre, et lorsqu'il va à la garde-robe, ce qu'il ne peut faire sans lavement, il voit s'écouler une certaine quantité de liqueur séminale.

Il éprouve la plus grande difficulté à s'asseoir et lui jadis grand marcheur ne peut faire qu'à grand'peine une promenade de 2 kilomètres. Ce malade est très-impressionné de son état. L'exploration du rectum nous fait reconnaître au niveau de la région prostatique l'existence d'une saillie dure, volumineuse et irrégulière. Le jet est faible, en vrille, souvent interrompu ; l'urine, relativement peu altérée, contient une certaine quantité de mucus. Nous avons donc affaire à une hypertrophie de la prostate avec un léger état catarrhal de vessie. Nous faisons suivre à M. X*** un traitement consistant surtout en boisson, douches fraîches périnéales et bains de siége à eau courante. Dès le premier jour, M. X*** peut une selle naturelle chaque matin, mais n'observe pas du côté des troubles des voies urinaires un changement notable, le matin il urinait fréquemment pendant sa séance à la source avec un peu plus de facilité qu'auparavant, mais lors de son départ il urinait encore environ quatre fois la nuit.

Le 2 juin 1869, M. X*** revient à Contrexéville et nous raconte qu'il a remarqué, un mois après sa cure de l'année précédente, un changement des plus favorables dans son état, qui a été s'améliorant pendant six mois, et voici dans quelles conditions il se trouve à cette seconde visite à sa source du Pavillon. La constipation a disparu ainsi que l'écoulement spermatique ; chaque jour M. X*** a une selle naturelle sans qu'il ait jamais besoin de recourir aux lavements. Il urine plus facilement, le jet est plus vigoureux, mieux formé, les besoins sont beaucoup moins fréquents, il urine cependant encore une fois par nuit. Enfin il peut faire facilement 10 à 12 kilomètres sans être incommodé.

Nous remarquons également dans cette observation que c'est au bout d'un mois que s'est fait sentir l'effet consécutif de la cure hydro-minérale. La crise qu'elle détermine est quelquefois douloureuse, mais chez le malade dont nous venons de retracer l'histoire elle a été à peine remarquée, Nous allons du reste en donner plus loin d'autres exemples.

OBSERVATION XX.

Calculs biliaires. — Coliques hépatiques nombreuses. — Deux saisons à Contrexéville. — Guérison.

M. X***, âgé de trente-neuf ans, ancien notaire, est un homme vigoureux et bien constitué. A l'âge de vingt-quatre ans, il éprouva des coliques hépatiques que l'on confondit avec des crampes d'estomac. Ces coliques se reproduisirent en 1859 et 1860 avec plus d'intensité, et à partir du mois de mai 1861 elles se renouvelèrent tous les mois ; il survint une hépatite aigüe pour laquelle M. X*** fut dirigé sur Vichy au mois de juillet. Après avoir fait une saison qu'il avait lieu de croire fructueuse, il revint dans son pays, et au mois d'octobre les crises reparurent et ne lui laissèrent pas de trêve jusqu'au mois de juillet suivant, époque à laquelle il prit pour la seconde fois le chemin de Vichy. Les résultats furent sensiblement les mêmes qu'après la première saison, et au mois de novembre les crises vinrent de nouveau torturer le malade, qui dut renoncer à sa position d'officier ministériel et se vit dans un état de santé des plus alarmants.

Au mois de mai 1864, il se décida à venir demander sa guérison aux eaux de Contrexéville et entreprit, sous la direction du docteur Legrand du Saulle, une cure de vingt jours qui consista en boisson et en bains prolongés il évacua non sans de vives souffrances sous l'influence de ce traitement une certaine quantité de calculs biliaires. Il revint au mois de septembre de la même année faire une seconde saison pendant laquelle des calculs furent encore expulsés, mais cette fois avec des douleurs beaucoup moins vives, et quitta la station dans des conditions tout autres qu'il n'y était arrivé, car son état général s'était tellement amendé, qu'il put accepter de diriger l'établissement auquel il devait sa guérison, qui aujourd'hui ne s'est pas démentie. — Ainsi M. X*** n'a, à part quelques douleurs passagères, dans la première année qui suivit sa visite à Contrexéville plus rien ressenti du côté du foie.

Le docteur Legrand du Saulle rapporte dans sa brochure intitulée *Huit Années de pratique médicale à Contrexéville* d'autres faits de maladies du foie guéries par le traitement hydro-minéral, mais celui que nous venons de relater offre cette supériorité que nous avons pu en contrôler jusqu'à ce jour les résultats. Nous insisterons particulièrement sur le changement survenu dans l'état général de M. X***. La grave détermination que sa maladie avait l'obligé à prendre avant sa visite à la source du Pavillon, les fonctions relativement très-fatigantes qu'il a acceptées après et dont il s'est si bien acquitté sont une preuve de l'heureuse et profonde modification déterminée dans sa santé par le traitement hydro-minéral de Contrexéville.

Les observations résumées qui vont suivre sont exclusivement tirées des deux mémoires inédits de M. le docteur Caillat : l'un, *Sur les Effets consécutifs des eaux de Contrexéville ;* l'autre, *Sur les Accidents souvent graves, quelquefois même mortels, déterminés par ces eaux*, qui ont valu à leur auteur, de la part de l'Académie de médecine, deux rappels de médaille d'argent. Ces distinctions honorifiques, non moins que l'honorabilité de notre savant prédécesseur, nous dispensent d'insister sur la valeur des faits que nous allons rapporter.

OBSERVATION XXI.

Cystite chronique. — Effets consécutifs du côté des voies urinaires. Guérison.

M. X***, employé au bureau des forges du Val-d'Orne (Haute-Marne), âgé de trente ans, d'un tempérament nerveux et de bonne constitution, vient à Contrexéville le 30 mai 1864 pour une cystite passée à l'état chronique et contractée en 1863 sous l'influence d'un froid humide.

Un traitement de vingt-cinq jours, composé de dix verres d'eau par jour, dose maximum, de douze bains et de deux douches sur le périnée amène une très-grande amélioration.

Trois semaines après son départ de Contrexéville, ce malade éprouve tous les accidents d'une cystite aiguë, ressent de très-grandes douleurs dans l'émission des urines, qui déterminent dans le canal un sentiment de brûlure et déposent des mucosités abondantes.

M. X*** accuse alors les eaux d'avoir aggravé sa position et écrit pour demander quelques conseils au docteur Caillat, qui avait dirigé son traitement hydro-minéral.

Au bout de quelques jours un soulagement considérable se faisait sentir.

Une seconde saison à Contrexéville est tentée vers la fin du mois d'août de la même année, et au mois de novembre M. X*** annonçait par une lettre sa guérison complète.

OBSERVATION XXII.

Néphrite chronique. — Effets consécutifs des eaux du côté des voies urinaires.

M. X***, de Genève, âgé de trente-cinq ans, d'un tempérament et d'une constitution affaiblis, arrive à Contrexéville, le 16 août 1866 pour une double néphrite chronique existant depuis trois ans. Les urines sont presque toujours sanguinolentes, alcalines et chargées de mucosités. Ce malade est anémié, sans appétit et a, en outre, tous les quinze jours des accès de fièvre intermittente qui se prolongent pendant quarante-huit heures et laissent après eux un état de faiblesse très-grande. Pendant un séjour de quatre semaines à Contrexéville, ce malade fit usage des eaux à faible dose et obtint de son traitement tant au point de vue de la santé générale qu'au point de vue de l'affection locale, les résultats les plus heureux, caractérisés par le retour de l'appétit et des forces et la disparition des accès périodiques de fièvre, la limpidité presque complète des urines, revenues à la réaction acide. Deux mois après M. X*** éprouve de la courbature, de la fièvre et des urines épaisses durant six jours. Cette crise fut suivie d'une amélioration définitive.

OBSERVATION XXIII.

Gravelle urique. — Effets consécutifs exceptionnels.

M. X***, d'Autun (Saône-et-Loire), âgé de quarante-deux ans, d'un tempérament lymphatique et d'assez bonne constitution, éprouve en janvier 1865 une première colique néphrétique à gauche qui fut suivie de trois ou quatre autres toujours du même côté. Chacune de ces coliques s'est terminée par l'expulsion d'un gravier rougeâtre du volume d'un grain de blé environ.

M. X*** prit pour la première fois les eaux de Contrexéville en juillet 1866, sous la direction du docteur Caillat. Ce traitement, qui se composa de huit verres en boisson, dose maximum, de douze bains et de sept douches, fut très-bien supporté par le malade.

Deux mois après, une crise se déclara avec une grande intensité et dura quatre jours. Les urines, qui déterminaient alors un sentiment de brûlure dans le canal pendant l'émission, charriaient une grande quantité de sables, mais point de graviers.

Au mois de novembre 1866, ce malade but chez lui, tous les matins, pendant vingt-cinq jours une bouteille d'eau de la source du Pavillon. Au bout de quinze jours, une crise pareille à la première, mais plus faible, se montra ; elle eut une durée de quarante-huit heures. Enfin en mars 1867, M. X***, ayant fait une seconde fois usage de l'eau de Contrexéville à domicile, éprouva au bout d'une douzaine de jours et pendant quarante-huit heures également des symptômes semblables à ceux qu'il avait ressentis en novembre 1866.

Ces deux crises, qui constituent un fait assez exceptionnel, sont loin d'avoir été préjudiciables à la santé de M. X***, qui depuis cette époque n'a plus souffert des reins ni rendu de graviers.

OBSERVATION XXIV.

Gravelle urique. — Effets consécutifs du côté des voies urinaires et biliaires.

Mme X*** habite une petite commune du département de la Meuse, elle est âgée de cinquante ans, son tempérament est nerveux, sa constitution est affaiblie ; la ménopause est arrivée à quarante-quatre ans.— Née de parents goutteux et graveleux, cette dame a eu à différentes reprises des coliques néphrétiques dont pendant de longues années la nature a été méconnue. L'expulsion récente de plusieurs graviers par les voies urinaires a dissipé toute incertitude à ce sujet et a fixé le diagnostic. Cette malade a eu, en outre, un engorgement chronique du foie que trois saisons à Vichy ont un peu diminué.

Mme X*** a pris, pendant vingt-cinq jours, en juin 1867 les eaux de Contrexéville à doses très-modérées.

Trois semaines après la fin de son traitement thermal, cette dame a eu pendant quinze jours une foire de bile et une débâcle de sables, suivant ses propres expressions, c'est-à-dire des selles bilieuses et nombreuses et un amas considérable de sédiments briquetés dans ses urines, phénomènes qui se montraient chez elle pour la première fois.

Depuis, cette dame n'a plus souffert des reins et se considère comme guérie.

OBSERVATION XXV.

Catarrhe vésical. — Effets consécutifs du côté des vaisseaux hémorrhoïdaux.

M. X***, ancien officier de cavalerie, est âgé de cinquante-cinq ans, d'un tempérament nerveux et de bonne constitution. Il a depuis vingt-six ans un catarrhe de vessie. Chez lui la miction est difficile et ses urines, à réaction fortement alcaline, sont chargées d'un muco-pus très-abondant.

Ce malade a en outre un gonflement considérable de la prostate et à la marge de l'anus quelques boutons hémorrhoïdaux qui n'ont jamais flué. Un traitement de vingt et un jours en 1866 à Contrexéville amena une très-grande amélioration : les urines, redevenues acides, ne déposaient plus et étaient rendues avec beaucoup moins de difficulté.

Quinze jours après, M. X*** eut pendant une semaine par le rectum un écoulement de sang très-abondant. A partir de cette époque, un flux hémorrhoïdaire reparaît tous les mois, d'une manière régulière, mais en quantité modérée, et produit dans l'état du malade un bien-être inconnu depuis longtemps.

OBSERVATION XXVI.

Goutte. — Effets consécutifs du traitement à Contrexéville se manifestant du côté de la peau.

M. X***, négociant à Paris, âgé de quarante ans, d'un tempérament nerveux et d'une constitution affaiblie, s'est rendu pour la première fois à Contrexéville le 18 juin 1866, se plaignant de digestions difficiles et d'émission de sables abondants dans ses urines.

Né de parents goutteux, M. X*** s'était toujours très-bien porté jusque vers le milieu de l'année 1865, époque à laquelle il eut une atteinte de choléra suivie d'une faiblesse très-grande qui nécessita, pendant plusieurs mois, l'usage d'un régime fortement animalisé.

Le 5 février 1866, un accès de goutte se déclara au pied gauche ; sa durée fut de quatre-vingts jours. Au bout de ce temps, les fonctions du tube intestinal se troublèrent : les digestions devinrent pénibles et même douloureuses, les garde-robes liquides et nombreuses, au nombre de sept à huit, en moyenne, dans les vingt-quatre heures. En outre, tous les matins, le vase de nuit présentait, sur ses parois, une quantité considérable d'acide urique, dont l'abondance était en raison directe de la difficulté du travail de la digestion accompli dans la soirée.

L'eau de la source du Pavillon bue pendant trois semaines à la dose maximum de quatre verres par jour amena une assez grande amélioration, car, au moment de son départ, ce malade digérait ses aliments sans fatigue, n'avait que deux à trois selles par jour et ne trouvait plus au fond de son vase de nuit qu'une très-faible quantité d'acide urique. Revenu à Contrexéville, le 11 juin 1867 pour y faire une nouvelle saison, M. X*** se considérait comme à peu près guéri ; il ne sentait plus, disait-il, son estomac, excepté les jours où il s'était laissé aller à quelque écart de régime, et n'observait qu'alors du sable dans ses urines. Il avait une selle quotidienne.

Une semaine après son départ de Contrexéville, M. X*** fut pris, dans la matinée et par un temps chaud, en descendant le Righi en Suisse, de sueurs extrêmement abondantes qui durèrent pendant trente-six heures. Un tel phénomène se présentait chez lui pour la première fois ; il s'en alarma d'autant plus qu'aucun de ses nombreux compagnons de route n'éprouva rien de semblable.

A partir de ce moment, l'amélioration fit de très-grands et très-rapides progrès dont presque tout l'honneur revient, d'après ce malade, à l'abondance excessive de la transpiration cutanée survenue après la fin de son traitement thermal.

OBSERVATION XXVII.

Goutte. — Effets violents du côté des voies urinaires à la suite d'une imprudence du malade.

M. X***, de Chaumont (Haute-Marne), âgé de cinquante-sept ans, est d'un tempérament sanguin et de forte constitution. Ce malade vint pour la première fois à Contrexéville, le 8 juillet 1861 dans le but de trouver un soulagement à une affection goutteuse dont il était atteint depuis trois ans. Aucun de ses parents n'a ni la goutte ni la gravelle. Il porte au pavillon de l'oreille droite trois concrétions d'urate de soude du volume d'un grain de millet chacune.

M. X*** a de plus dans les bourses une volumineuse tumeur prise depuis huit ans pour une hernie et que M. Velpeau, après l'avoir examinée, reconnut pour une hydrocèle du côté droit. Les eaux minérales, prises pendant trois semaines à la dose maximum de douze verres par jour, ont été très-bien supportées.

Le malade revint en 1862. Il n'a pas eu d'accès de goutte depuis la cure thermale de l'année précédente, mais de temps en temps une émission de petits sables avec les urines, ce qu'il n'avait jamais observé précédemment.

En 1863 les sables persistent, mais la goutte a disparu. Le malade entreprend alors une saison sans direction médicale et porte la dose de l'eau en boisson jusqu'à dix-sept verres par jour dans l'espoir de voir disparaître son hydrocèle. Peu après il est pris d'une cystite violente avec fièvre intense, difficulté dans la miction, douleurs à l'hypogastre, urines brûlantes et laissant déposer une quantité considérable de mucosités adhérentes au fond du vase.

Le malade part alors précipitamment pour Paris, s'adresse à une de nos célébrités chirurgicales qui, croyant à l'existence d'un calcul, le sonda et, établissant alors son diagnostic, lui remit la consultation suivante :

Catarrhe de vessie.

1° Boissons mucilagineuses édulcorées avec le sirop de bourgeons de sapin.

2° Application de quinze sangsues au périnée.

3° Deux fois par jour injection dans la vessie avec de l'eau phéniquée.

4° Emplâtre stibié sur l'hypogastre.

5° Plus tard application d'un séton sur la même partie.

Il ne fut pas, heureusement pour le malade, nécessaire d'employer tous les moyens pour guérir son catarrhe qui, abandonné en quelque sorte à lui-même après l'emploi du premier de ces moyens, n'eut qu'une durée fort courte. Les exemples d'imprudence, fréquents à Contrexéville, ne se terminent malheureusement pas toujours d'une façon aussi bénigne : nous allons en fournir des preuves.

L'hydrocèle qui, comme on devait s'y attendre, n'avait point disparu, fut opéré quelques mois après avec succès par la ponction suivie d'injection iodée.

OBSERVATION XXVIII.

Usage inconsidéré de l'eau minérale. — Rétention complète d'urine.

M. X***, âgé de soixante-douze ans, habite le département de la Meurthe, il est d'un tempérament sanguin et de bonne constitution. Il a été lithotrité il y a sept ans, et la miction, qui n'a jamais été bien normale, est devenue dans ces derniers temps lente, pénible, souvent interrompue brusquement et suivie de douleurs dans l'extrémité de la verge. Ce malade, arrivé à Contrexéville, croit pouvoir se diriger d'après les conseils contenus dans une brochure qu'on lui remet aux bureaux de l'établissement et, conformément au conseil donné par ce guide, commence par quatre verres; le lendemain il en boit six et, à sa grande surprise, l'émission de l'urine devient de plus en plus difficile et des douleurs fort vives se font sentir dans le bas-ventre.

Cependant, plein de foi dans la vertu des eaux, il persiste et ingère huit verres le troisième jour.

Dans la nuit il est pris de rétention complète d'urine, ce qui ne lui était jamais arrivé, et éprouve de violentes souffrances à l'hypogastre.

Le cathétérisme fut pratiqué et dut être continué pendant une semaine, matin et soir, et M. X*** put alors quitter Contrexéville.

OBSERVATION XXIX.

Accident grave du côté de la vessie par suite d'usage immodéré de l'eau du Pavillon.

M. X***, âgé de soixante-huit ans, après avoir suivi, sous la direction de M. Caillat, pour un engorgement chronique de la prostate, une première cure, dirigea lui-même son traitement hydro-minéral à la seconde saison qu'il fit à Contrexéville, et fut pris le deuxième jour, au sixième verre qu'il buvait, d'une rétention d'urine qu'il essaya en vain de surmonter en buvant successivement plusieurs verres supplémentaires.

Rentré à son hôtel, il essaya en vain de se sonder comme il en avait l'habitude, et cela non sans blesser et déchirer le canal de l'urèthre. Un écoulement très-abondant de sang par la verge s'ensuivit. Après avoir évacué le liquide que contenait la vessie, il fallut calmer les accidents inflammatoires violents qui ne tardèrent pas à se manifester et combattre énergiquement la fièvre et les symptômes adynamiques qui mirent pendant quinze jours la vie de M. X*** en danger.

OBSERVATION XXX.

Deux cas d'accidents viscéraux chez des goutteux, à la suite d'usage inconsidéré de l'eau minérale.

M. X***, âgé de quarante-cinq ans, d'un tempérament sanguin, d'une bonne constitution, né de parents goutteux, est atteint, depuis une quinzaine d'années, de douleurs de goutte articulaire. Il a eu en outre deux fois, en 1864 et 1865, par suite d'excès de boisson, un accès de goutte sur l'estomac.

Il vint alors suivre à Contrexéville un traitement qui produisit les effets les plus avantageux, car ce malade n'eut que des douleurs insignifiantes pendant le courant de l'hiver suivant, le moins mauvais pour lui depuis quinze ans.

Revenu à Contrexéville en 1866, M. X*** but en arrivant quatre verres d'eau minérale, sans tenir compte d'une douleur assez violente contractée en route à l'épaule droite, sous l'influence du froid. Le lendemain il en prit cinq, se sentit fatigué après le troisième et eut dans la soirée des crampes d'estomac extrêmement violentes, accompagnées de vomissements abondants. Il crut à une simple indigestion d'eau, quand, le lendemain, les crampes étant devenues plus fortes et les vomissements plus fréquents, il fit appeler M. le docteur Caillat.

Dès le début de la crise, la douleur de l'épaule droite avait subitement disparu. Lorsqu'on fut parvenu à la rappeler par des moyens appropriés, les accidents se calmèrent peu à peu, et au bout de huit jours le malade put quitter la station.

— Moins heureux que le précédent, M. de X***, homme de cinquante-six ans, vigoureux et de bonne constitution, goutteux depuis dix ans, paya de sa vie la même imprudence, en ne tenant toutefois pas compte du premier avertissement, et en voulant, malgré les conseils de notre confrère et les prières de sa famille, recommencer une cure hydro-minérale.

Nous ne croyons pas devoir insister davantage sur les accidents que peuvent déterminer les imprudences des buveurs, et si nous avons traité ce sujet un peu longuement, c'est que nous ne voulions pas laisser passer sous silence le mémoire si intéressant de notre honorable prédécesseur. Le résumé que nous en avons fait plus haut (voir p. 24) peut donner une juste idée de son étendue, et la récompense que lui a décernée l'Académie une idée non moins exacte de son mérite.

Si nous n'avons pas donné plus d'extension au dernier chapitre, malgré l'importance des études cliniques aujourd'hui universellement reconnue, c'est qu'il se trouve dans ce recueil des observations, comme l'observation II, par exemple, qui peuvent servir de type à un groupe de malades très-nombreux à Contrexéville, et dont l'histoire offre peu de variétés.

Nous ferons cependant remarquer que les *effets consécutifs* des eaux n'avaient jusqu'à ce jour pas été signalés, car le travail du docteur Caillat, entièrement inédit, n'était connu que de la Commission des eaux minérales. Nous devons à l'obligeance de notre regretté confrère d'avoir pu en prendre communication et d'avoir ainsi pu porter à la connaissance de nos lecteurs des conclusions que nous partageons du reste entièrement. Nous avons en effet, comme on l'a vu dans nos observations, constaté ces mêmes résultats chez beaucoup de nos malades. Mais le dernier mot sur les effets consécutifs du traitement hydro-minéral à Contrexéville est loin d'être dit, et il nous reste à continuer cette étude en apportant des faits nouveaux et nombreux à la connaissance de nos confrères. Nous ne devons pas néanmoins leur dissimuler qu'il est impossible de recueillir dans une station thermale des observations aussi détaillées que celles qu'il leur est loisible de prendre soit dans les hôpitaux, soit même dans leur pratique civile. Le silence gardé sur les effets consécutifs des eaux par les auteurs qui se sont occupés de Contrexéville ne saurait être attribué qu'à cette difficulté de recueillir des observations complètes. Nous nous efforcerons néanmoins de terminer un jour cette étude en adepte du précepte : *Ars tota in observationibus.*

www.ingramcontent.com/pod-product-compliance
Ingram Content Group UK Ltd.
Pitfield, Milton Keynes, MK11 3LW, UK
UKHW021111200726
13857UKWH00003B/1179